OS CINCO TIBETANOS

Christopher S. Kilham

OS CINCO TIBETANOS
CINCO EXERCÍCIOS DINÂMICOS PARA SUA SAÚDE, ENERGIA E PODER PESSOAL

Tradução
MARIA CLARA CESCATO

Editora Pensamento
SÃO PAULO

Título original: *The Five Tibetans.*

Copyright © 1994 Christopher S. Kilham.

Publicado originalmente nos EUA por Healing Arts Press, uma divisão da Inner Traditions International, Rochester, Vermont.

Todos os direitos reservados. Nenhuma parte deste livro pode ser reproduzida ou usada de qualquer forma ou por qualquer meio, eletrônico ou mecânico, inclusive fotocópias, gravações ou sistema de armazenamento em banco de dados, sem permissão por escrito exceto nos casos de trechos curtos citados em resenhas críticas ou artigos de revistas.

Nota ao leitor: este livro pretende ser um guia de informações. As sugestões, abordagens e técnicas nele descritas têm a finalidade de complementar, e não de substituir, o atendimento e o tratamento médicos. Elas não devem ser usadas para tratar doenças sem uma consulta prévia a um profissional de saúde qualificado.

Fotografias de Janice Fullman.
Ilustração da página 37 de Christina Camphausen.

O primeiro número à esquerda indica a edição, ou reedição, desta obra. A primeira dezena à direita indica o ano em que esta edição, ou reedição foi publicada.

Edição	Ano
4-5-6-7-8-9-10-11-12	11-12-13-14-15-16-17

Direitos de tradução para a língua portuguesa
adquiridos com exclusividade pela
EDITORA PENSAMENTO-CULTRIX LTDA.
Rua Dr. Mário Vicente, 368 – 04270-000 – São Paulo, SP
Fone: (11) 2066-9000 – Fax: (11) 2066-9008
E-mail: atendimento@pensamento-cultrix.com.br
http://www.pensamento-cultrix.com.br
que se reserva a propriedade literária desta tradução.
Foi feito o depósito legal.

*A Herakhan Babaji
e a todos os outros membros
do grupo dharma.
Om para vocês todos.*

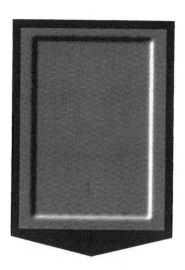

Sumário

Agradecimentos 9
Prefácio 11
1. Sobre os Cinco Tibetanos 13
2. Energia, corpo e mente 25
3. Os chakras 35
4. A kundalini 51
5. A respiração 61
6. Os Cinco Tibetanos 69
   TIBETANO nº 1 71
   TIBETANO nº 2 74
   TIBETANO nº 3 77
   TIBETANO nº 4 80
   TIBETANO nº 5 83

7. Como, quando e onde praticar............................ 93
8. Yoganidra 99
9. A meditação kundalini 109

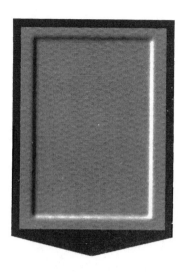

Agradecimentos

Gostaria de expressar meu reconhecimento e agradecer a todos que vêm freqüentando minhas aulas de yoga, desde que comecei a ensinar, mencionando com especial afeto Janet Perry, minha aluna e amiga durante quinze anos, que, morta recentemente, foi para onde quer que as pessoas vão. Todo professor deveria ter pelo menos um aluno como Janet.

Agradeço em especial a Lainie, uma generosa e brilhante *cowgirl* e magnífica praticante da yoga, que me deu mais do que é possível aqui descrever, inclusive um lugar isolado e tranqüilo para que eu pudesse escrever este livro.

Agradeço a minha mãe, que fica tonta ao me ver

executando o primeiro Tibetano; ela tem me apoiado com grande entusiasmo desde o primeiro dia. Agradeço a Roshi Al e a Kristin, que sempre me estimularam em minhas viagens peripatéticas em busca de aperfeiçoamento na yoga. Agradeço a Sandy, pela amizade inabalável. Agradeço também a Steve e Craig, intrépidos companheiros nas escaladas de pirâmides em Iucatã. Saudações ao Conselho Tribal dos Anciãos. Vocês realmente sabem quem vocês são.

Agradeço ainda à fotógrafa Janice Fullman, cuja habilidade com a câmara me estimulou a ficar me contorcendo na areia por horas a fio. Agradeço também a toda a equipe de Inner Traditions, em especial a Ehud, Estella e Leslie, pelo apoio a minhas idéias e métodos para a prática da yoga e pelo amplo espaço de divulgação concedido a esta propaganda cósmica.

Muito amor para vocês todos.

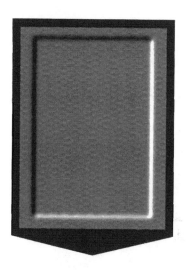

Prefácio

Tenho sido grandemente influenciado pelos Cinco Tibetanos, desde que os descobri em 1976. Agora que tenho a oportunidade de escrever este livro, posso transmitir a outros o meu conhecimento sobre os Cinco Tibetanos, bem como apresentar outros métodos e conceitos relacionados com a yoga.

Minha descoberta da yoga parece ter sido um ato do destino. Eu não me acho especialmente inteligente para poder ter planejado a maravilhosa aventura que tenho vivido graças à yoga e à meditação. E sem dúvida eu não poderia reunir uma série de métodos de yoga tão simples e ao mesmo tempo tão eficazes quanto os Cinco Tibetanos.

Acredito que o melhor modo de expressar minha gratidão e reconhecimento à yoga, e a tudo o que ela fez por mim, é transmitir esse conhecimento a outros — esse é o motivo de eu ter escrito este livro. Espero que sua leitura seja agradável e estimulante. Espero que ele desperte sua curiosidade e estimule você a experimentar os métodos nele descritos. Desejo a você todo êxito nessa tarefa. Bênçãos.

Sobre os Cinco Tibetanos

As Primeiras Experiências com os Cinco Tibetanos

Em 1976, fui convidado para morar e dar aulas sobre cuidados com a saúde no Institute of Mentalphysics, um centro de retiro espiritual em Joshua Tree, na Califórnia. Com uma extensão de quatro quilômetros quadrados em pleno deserto, o instituto tem uma vista privilegiada das montanhas de San Gorgonio e San Jacinto, e está a apenas um quilômetro e meio da entrada do Joshua Tree National Monument, um local de encontro de alpinistas e viajantes do mundo inteiro, que para lá se dirigem em busca de aventuras.

Joshua Tree é um local de beleza incomum, onde a natureza é exuberante, com fantásticas formações rochosas e grande energia espiritual. É um lugar para onde as pessoas vão em busca de vitalidade e rejuvenescimento, onde elas mergulham na busca de visões e onde contemplam a pujança do mundo natural. É o vizinho perfeito para o Institute of Mentalphysics.

O Institute of Mentalphysics foi fundado na década de 1930 em Los Angeles por um geógrafo de nome Edwin Dingle, um homem que, por um extraordinário ato do destino, viveu e estudou com um lama no Tibete durante nove meses na década de 1920. Nesse curto período sob a tutela do lama tibetano, Dingle aprendeu uma série de exercícios e respirações da yoga, que mais tarde se tornariam o núcleo do currículo de práticas espirituais do instituto. Os métodos que ele aprendeu e que viria a ensinar em Los Angeles tornaram-se muito populares. Mais tarde, Dingle contrataria Frank Lloyd Wright para ajudá-lo a criar o centro de retiro espiritual do Institute of Mentalphysics. Durante décadas, o instituto seria a Meca de seguidores espirituais provenientes de todas as partes do mundo.

Quando fui para o instituto, havia muito menos estudantes que na sua época áurea, e apenas um pequeno número de residentes ocupava os apartamentos do centro. Um desses residentes era Rochelle, uma mulher com pouco mais de setenta anos, de caráter extremamente vibrante, que havia tido uma *variedade de experiências* que abrangiam um número impressionante de membros ilustres do mundo dos gurus, médiuns, sábios, iniciados, videntes, avatares, santos e pretendentes a santos. Uma mistura perfeita de curiosidade, inteligência, atitude positiva e ceticismo, com um grande apetite para as experiências mais variadas, Rochelle havia experimentado todo tipo de viagem espiritual, conhecia todos os mantras sagrados e os supostos conhecimentos espirituais secretos da maioria deles.

Ao perceber que eu era um devotado praticante da yoga, Rochelle deu-me a cópia de um pequeno e interessante livro chamado *The Five Rites of Rejuvenation* [Os Cinco Rituais do Rejuvenescimento], de autoria de alguém chamado Peter Kelder e publicado pela primeira vez em 1939. O livro relatava a fascinante história da descoberta de cinco exercícios de yoga ensinados a Kelder por um oficial do exército britânico reformado, que havia aprendido os exercícios com alguns lamas tibetanos de um mosteiro no Himalaia. De acordo com o livro, os Cinco Rituais do Rejuvenescimento eram famosos por fortalecer o corpo, aumentar a energia, rejuvenescer o corpo e a mente e frear o processo de envelhecimento.

Tendo praticado yoga por seis anos, eu já estava familiarizado com um amplo repertório de métodos. Intrigado com o relato de Kelder sobre as virtudes dos exercícios, passei a incluir os Cinco Rituais do Rejuvenescimento na minha rotina diária de yoga. Eu gostava do modo como eles haviam sido descobertos, todo o romance em torno de como haviam sido revelados a um pequeno número de ocidentais pelo homem que os havia aprendido no Himalaia, bem como das ilustrações dos próprios exercícios. Na aparência, eles eram bastante semelhantes aos exercícios de yoga com que eu já estava familiarizado, mas também eram diferentes o suficiente para não serem uma mera duplicação de outros exercícios de minha rotina diária.

O que me interessava em especial nos Cinco Rituais do Rejuvenescimento era o fato de que eles eram mais semelhantes aos métodos tibetanos de yoga ensinados no Institute of Mentalphysics que qualquer outro método que eu conhecia. Com base na descrição do ambiente natural e monástico no qual foram criados os Cinco Rituais do Rejuvenescimento, parecia-me muito provável que também eles fossem de *origem* tibetana. Eu jamais gostei do nome «Cinco Rituais do Rejuvenescimento». Esse nome sempre me lembrou as expressões melodramáticas usadas nos livros de histórias em quadrinhos, fazendo-me lembrar demais o *Charles Atlas* do início da década de 1900. Assim, passei a me referir a ele como os Cinco Tibetanos.

Depois de praticar os Cinco Tibetanos durante dois anos, eu estava convencido de que eles eram, no mínimo, extraordinários. Apesar de representarem apenas alguns minutos de uma rotina diária de yoga com várias horas de duração, eu me sentia revigorado com a sua prática. Se eles são realmente a fonte da juventude, como apregoa o livro de Peter Kelder, *é algo a ser* comprovado. Vou fazer um acompanhamento deles até chegar aos 80 anos, e então escreverei a respeito. Mas eles no mínimo aumentam sensivelmente a força, a energia e a acuidade mental. Eles ativam o sistema energético corpo/mente e parecem equilibrar nossa energia de uma forma que nunca encontrei em qualquer outro método ou prática de yoga.

Em 1978, comecei a ensinar os Cinco Tibetanos aos meus alunos de yoga. Desde então eu ensinei pessoalmente os Cinco Tibetanos a pelo menos várias centenas de pessoas, senão umas mil ou mais. Em 1985, incluí os exercícios no capítulo «Rejuvenation Series» do meu livro sobre terapia e nutrição de yoga chamado *Take Charge of Your Health*. Os Cinco Tibetanos também foram incluídos em um outro livro que escrevi posteriormente, *Inner Power: Secrets from Tibet and the Orient* (1988). Neste volume você encontrará uma abordagem geral da minha prática pessoal de yoga, tendo como base os Cinco Tibetanos. As informações específicas sobre o sistema de energia humana, os chakras e a meditação kundalini fornecerão a você um contexto apropriado para a sua prática.

Se os Cinco Tibetanos são ou não de fato de origem tibetana é algo que talvez nunca saibamos com certeza. Talvez eles provenham do Nepal ou do norte da Índia — honestamente, não sei ao certo, nem acho muito importante saber. Até onde sabemos, eles eram ensinados pelos lamas tibetanos; além disso não conheço mais nada sobre sua história. O que realmente sei é que o nome «Cinco Tibetanos» tornou-se mais popular que «Os Cinco Rituais do Rejuvenescimento». Há pouco tive conhecimento de livros publicados em alemão, francês e em outras línguas que também se referem a esses exercícios como os «Cinco Tibetanos». Esse nome é mais fácil de pronunciar que os «Cinco Kathmandus» ou os «Cinco Uttar Pradeshes».

Pessoalmente, acredito que esses exercícios são mesmo de origem tibetana. Mas a questão não é a origem dos Cinco Tibetanos e, sim, o fato de que nesses exercícios temos uma rotina simples de yoga, com um imenso valor potencial para os que quiserem reservar dez minutos por dia para a sua prática.

UMA MODIFICAÇÃO

Quero assinalar que, quando comecei a praticar os exercícios, eu modifiquei os Cinco Tibetanos num aspecto muito importante. A rotina descrita no livro de Peter Kelder não incluía exercícios específicos de respiração. Acredito que isso foi ou um erro ou uma omissão deliberada. Em meu amplo estudo dos métodos de yoga, nunca encontrei técnicas envolvendo movimentos que não incluíssem a respiração controlada. Todas as práticas de yoga, indianas e chinesas, que conheço, fazem acompanhar o movimento com a respiração. A respiração é um aspecto essencial da prática da yoga. Assim, veio-me à mente a idéia de que a *ausência de* informações sobre a respiração no livro de Kelder poderia ser resultado de uma crença comum aos ocultistas e espiritualistas no início da década de 1900, a de que só se deveria revelar verdades parciais aos não-iniciados. Essa atitude pode ser observada na maioria dos textos de teosofia desse período, bem como nas obras de Alice Bailey e de outros escritores espíritas e ocultistas da época; e ela ainda é, em certa medida, predominante nos dias de hoje.

A justificativa para a revelação apenas parcial de certas verdades vincula-se à idéia de que as pessoas que não recebem instrução pessoal de um mestre ou guru nos poderosos métodos da yoga poderão prejudicar-se. Ou pior, elas poderão derrubar os portais sagrados dos círculos fechados de praticantes iniciados e, depois de terem aprendido as técnicas autênticas, ir embora — se quiserem — sem ter prestado seu voto de lealdade que tantos devotos são obrigados a dar a gurus e a outros mestres que se proclamam como tais. Assim — continua esse raciocínio —, dêem-se ao público em geral informações sobre os métodos de yoga suficientes apenas para surtir um certo efeito, mas reservem-se alguns elementos-chave apenas para aqueles que queiram dar sua vida e alma ao guru. Eu pessoalmente acho essa idéia, no melhor dos casos, equivocada e, no pior, um condenável absurdo.

Eu acho que, se um método é válido e traz benefícios, é dever e obrigação de qualquer verdadeiro professor transmitir o conhecimento completo desse método aos interessados. Esse conhecimento não deve ser retido ou distribuído como uma «mesada semanal» apenas para os devotos que mostram fidelidade. Além disso, existe muito pouco perigo na transmissão até mesmo do mais eficiente dos métodos de yoga para quem quer que seja, pois todos os métodos devem ser praticados com persistência durante um certo tempo para ter um efeito profundo ou duradouro. Mesmo as pessoas que têm um entusiasmo autêntico encontram dificuldade em manter uma prática contínua da yoga. As que não têm tanto entusiasmo, ou que buscam os métodos de yoga para acumular poder para mau uso, quase sempre acabam se desapontando e simplesmente param de fazer os exercícios. O mais provável é que apenas os que praticam a yoga por razões de saúde irão continuar. Assim, existe um processo de seleção natural que é fundamental para a natureza da prática da yoga. Desse modo, dê-se tudo às pessoas. Transmitam-se todos os métodos e não se retenha nada. Os que praticam os exercícios regularmente e com cuidado, com o tempo colherão bons frutos. Os que não o fazem irão desistir e procurar outras coisas para ocupar seu tempo e interesse.

Para suprir o que foi um erro ou omissão, eu acrescentei cuidadosamente a respiração controlada aos Cinco Tibetanos, com o objetivo de garantir sua máxima eficácia. Fico satisfeito em ver que outros autores que têm promovido esses exercícios em seus livros seguiram o meu exemplo, incluindo a respiração *exatamente* da forma como prescrevi. Baseado em mais de vinte anos de prática e ensino da yoga, tenho boas razões para acreditar que esses exercícios são muito mais eficazes acompanhados de respiração controlada do que sem ela.

AFASTANDO-NOS DA TRADIÇÃO DA YOGA

Os grandes sistemas de yoga originários da Índia e das regiões ao norte do Nepal e do Tibete têm milhares de anos de idade. No decorrer desse tempo, a yoga espalhou-se por todo o mundo. Atualmente, podemos encontrar a yoga sendo ensinada em quase toda parte. A prática da yoga envolve exercícios físicos, respiração controlada e meditação. Existem literalmente milhares de métodos dessas três categorias de atividade para se atingir saúde esplêndida, clareza mental cristalina e plenitude espiritual. Existem semelhanças entre todos os sistemas de yoga, bem como profundas diferenças. A yoga que eu pratico, por exemplo, é uma síntese dos métodos provenientes das tradições da yoga kundalini, tibetana e chinesa. Minha prática é vigorosa e aeróbica e envolve o uso intensivo da respiração controlada. Isso é adequado ao meu temperamento um tanto impetuoso. A *hatha yoga* tradicional, em contrapartida, atrai praticantes mais interessados numa prática mais suave, que melhore a saúde geral e ofereça relaxamento para as tensões. Todos os sistemas de yoga têm suas virtudes.

Como qualquer outra prática, a yoga não é estática. Ela evolui e se modifica com o decorrer do tempo, de acordo com a pessoa que a pratica ou ensina. Qualquer pessoa que vá além de uma prática casual da yoga introduzirá nela algo de seu. Dois professores podem ensinar exatamente os mesmos métodos, mas um deles oferecerá algo que parece de algum modo mais vigoroso, dinâmico e rico. Como a prática da yoga é totalmente experimental, ela nunca pode ser separada da pessoa que a está praticando ou ensinando.

No decorrer dos milênios em que a yoga se desenvolveu, os adeptos foram descobrindo alguns métodos mais eficazes ou benéficos para a saúde do que outros. Existem muitos textos e escritos de yoga descrevendo esses métodos. Em minha própria busca extraí muita informação de quatro textos tradicionais da yoga: do *Siva Samhita*, do *Goraksa Sataka*, do *Hatha Yoga Pradipika* e do *Tibetan Yoga and Secret Doctrines*, da forma como foi traduzido para o inglês pelo lama Kazi Dawa Samdup. Embora a linguagem desses textos seja às vezes um tanto desajeitada e cheia de referências culturais ou religiosas, com descrições de cerimoniais e iconografia, na verdade irrelevantes para os métodos neles descritos, eles são fontes magníficas de informações para o praticante sério de yoga. Muitas das idéias aqui expressas foram extraídas das páginas dessas obras magistrais. Eu mesmo ensinei e pratiquei por alguns anos cada um dos métodos ou recomendações incluídos neste livro. Caso contrário, eu não poderia garantir sua eficácia.

A yoga não apenas fortalece e torna sua mente mais lúcida, ela é também extremamente agradável de ser praticada. A prática da yoga revigora os sentidos e aumenta a nossa capacidade de apreciar a vida. Ela lhe trará plenitude, se você permitir que isso aconteça; pode ser divertida e estimulante; faz a comida parecer mais saborosa; torna o sexo mais gostoso; torna a respiração um grande prazer. A yoga também aumenta nosso senso de humor. Você não pode praticar yoga diligentemente, aumentando a lucidez de sua mente, e deixar de ser atingido pelas circunstâncias engraçadas — embora também patéticas — em que todos nos encontramos. Nós nos encontramos presos à roda do karma (o que Jack Kerouac denomina «a roda da carne»), que gira sem parar em nosso mundo privado e ilusório, lutando por vislumbrar a realidade e atingir a paz eterna. Isso é divertido e enlouquecedoramente difícil, e às vezes também triste. Essa roda é também o único jogo que existe na cidade, e ninguém sai dele vivo.

A yoga ajuda você a enfrentar o desafio da vida. Ela impede que você fique preso às circunstâncias. Ela inflama o corpo e a alma e conduz ao equilíbrio e à sabedoria. Assim vale a pena praticá-la. Neste volume, você ficará conhecendo instrumentos para fortalecer seu corpo, melhorar sua saúde, aumentar sua energia, estimular sua concentração e experimentar a profunda força e paz proporcionadas pela meditação profunda. Você não terá de enfrentar nenhuma austeridade ascética ou os acidentados terrenos do Himalaia para ter acesso a esses ensinamentos. Eles são acessíveis, sem nenhuma restrição, como qualquer ensinamento válido deveria ser.

Energia, Corpo e Mente

Os seres humanos são seres encarnados, ou seja, seres que vivem num corpo. Não somos simplesmente o nosso corpo, mas somos inseparáveis dele para poder viver. Pode existir uma outra vida, desencarnada, depois que nos descartamos da nossa carcaça mortal. Mas o ser humano é encarnado e esse é o mais simples e mais elementar fato da vida.

Por alguma estranha razão, esse fato simples de nossa condição de encarnados escapa a muita gente. Ou talvez a mera incapacidade de escapar da nossa condição de estar confinados a um corpo simplesmente faça com que algumas pessoas sejam levadas a uma séria negação. Alguns «espiritualistas» insistem em que o corpo tem pouca importância. Eles minimizam a importância do corpo, considerando-o às vezes como uma barreira vulgar a objetivos mais elevados e concentram sua atenção no desenvolvimento do espírito do ponto de vista da mente. E, no entanto, eles têm essa atitude enquanto ocupam um corpo. Eu gostaria de saber como seria a sua experiência sem um corpo! Até onde sei, é bem possível que existam trilhões de almas desencarnadas à espera de corpos numa fila, com o equivalente cósmico das senhas de filas de banco, apenas aguardando sua vez de entrar num deles.

Do outro lado da mesma moeda estão os reducionistas, gente que afirma que somos *apenas* o nosso corpo, nada mais que um agregado engenhoso de sangue, pele, ossos e cabelos. Em meio aos reducionistas impera um total descaso pela consciência, porque ela não pode ser analisada sob um microscópio. No entanto, um grande número de coisas importantes — como as idéias, as emoções, o amor e a sabedoria — não podem ser analisadas sob o microscópio. Será que isso significa que essas coisas não existem? Naturalmente não. Quem somos nós para pretender que é apenas por meio dos instrumentos de diagnóstico inventados pelos seres humanos que podemos saber o que é real e o que não é? Esse é um modo insensato de pensar.

Entre o absurdo dessas duas posições está o fato evidente de que nós somos tanto corpo quanto alma, inevitavelmente entrelaçados. É à luz dessa idéia muito simples que eu gostaria de considerar o sistema de energia humana. O sistema de energia humana é a base energética do sistema corpo/alma. É um sistema no interior de outro sistema, de caráter não-físico, embora cada parcela dele seja tão real quanto nossos órgãos, membros e rosto. O sistema de energia humana tem estrutura e função análogas ao sistema nervoso, na medida em que ele percorre todo o corpo e tem vias maiores e menores. As confluências mais importantes de nervos em nosso corpo são denominadas plexos; seu equivalente no sistema de energia humana são os chakras, ou centros de energia concentrada. Enquanto o sistema nervoso conduz trilhões de impulsos para manter o corpo funcionando corretamente, o sistema de energia humana é uma ligação entre a fonte universal de toda a inteligência e o corpo humano. Ao contrário do sistema nervoso, o sistema de energia humana vai além dos limites do nosso corpo físico. A aura, invólucro de energia que envolve o corpo e que algumas pessoas podem ver, é parte desse sistema.

O sistema de energia humana é uma teia de energia que permeia todo o corpo. Ele é o sistema que dá força ao corpo, ativa e fornece energia à mente, oferecendo a base energética necessária ao corpo. Ele é a rede através da qual flui toda a energia vital.

Admito que, para muitas pessoas, essas afirmações parecem ser pura fantasia. Se existe um sistema de energia humana, por que nem todos o percebem? O fato é que o tempo todo nós nos beneficiamos da ação do sistema de energia humana, mas sua atividade está tão integrada a todos os aspectos de nossa vida regular e cotidiana que ele passa em grande parte despercebido. Esse é um fato típico de muitos aspectos importantes da nossa existência. Por exemplo, a maioria das pessoas não percebe conscientemente os núcleos do baço e do hipotálamo. No entanto, essas partes do corpo trabalham ativamente dia e noite, estimulando nossa imunidade e integrando os mecanismos periféricos autônomos. Nós, em geral, só notamos os sintomas que indicam que alguma parte do corpo não está funcionando bem.

Embora o sistema de energia humana esteja sempre em funcionamento, mantendo-nos bem conectados à fonte de toda a vida e inteligência, para percebê-lo de modo consciente temos de, por assim dizer, «aumentar a voltagem». É aqui que a yoga, o tai-chi ou outras formas de meditação entram em cena. Por meio da prática dessas disciplinas da mente e do corpo, o sistema de energia humana começa a transportar um fluxo cada vez maior de energia vital. À medida que isso acontece, vai ficando fácil perceber uma corrente energética regular que percorre o nosso corpo. Com o tempo, é possível desenvolver tanto o fluxo de energia quanto a própria acuidade sensorial a ponto de o sistema de energia humana poder ser percebido muito intensamente. Ele se torna palpável, audível e visível.

Eu gostaria de transmitir a você minhas primeiras experiências com o meu próprio sistema de energia. No verão de 1971, eu era um fervoroso neófito da yoga, procurando assimilar tantos bons livros sobre yoga e meditação quantos eu pudesse, praticando suas posturas e meditando pelo menos duas vezes por dia. Toda noite, antes de dormir, eu praticava a *nad yoga*, um método que será descrito na parte deste livro dedicada à meditação (Capítulo 9). A *nad yoga* envolve a audição da corrente sonora, uma corrente audível de energia que percorre o corpo inteiro e que pode, em geral, ser ouvida quando se presta atenção à área da cabeça próxima à orelha direita. Minha rotina de *nad yoga* era praticamente a mesma toda noite. Eu ia para a cama, deitava-me de costas, com o corpo perfeitamente reto, e procurava prestar atenção ao som. Depois de cerca de meia hora de prática eu me virava para dormir.

Numa certa noite, fui para a cama como habitualmente e comecei a ouvir a corrente sonora. A princípio, nada parecia incomum ou diferente. Mas então o som começou a aumentar paulatinamente, como uma sinfonia tocada a distância, em que os sons dos instrumentos tocam suaves mas vão ficando mais fortes e diferenciados à medida que nos aproximamos. Em vez de ouvir um suave murmúrio ou zumbido, eu ouvia dezenas e dezenas de sons, cada um se tornando cada vez mais forte e distinto. À medida que o volume e a clareza da corrente sonora aumentava progressivamente, eu ia sentindo uma suave vibração por todo corpo, como se todas as moléculas tivessem acordado de um profundo sono e estivessem começando a dançar. À medida que o som aumentava, também crescia a sensação de vibração no meu corpo.

Após alguns minutos de aumento progressivo do som e da sensação, tudo se intensificou drasticamente. De repente, a corrente sonora soava tão forte, indo dos meus pés até a cabeça, que parecia que um trem estava passando pelo meu quarto. As sensações em meu corpo iam de uma suave vibração até uma vibração muito mais forte; cada célula de meu corpo vibrava de energia. No centro de minha coluna vertebral uma corrente intensa começou a fluir. Era como se eu fosse um tubo oco e uma torrente de energia concentrada estivesse me atravessando com ímpeto violento. Os sons atordoantes e as sensações intensas eram acompanhados por uma diversidade de cores muito fortes que atravessavam todo o meu corpo. Explosões brilhantes de ouro, amarelo, vermelho, azul, roxo e prata fluíam através do meu corpo, totalmente visíveis à minha percepção interior. Era como se a mais estrondosa comemoração chinesa de Ano Novo estivesse acontecendo dentro de mim, numa exibição espetacular de fogos de artifício.

Depois de alguns minutos que se passaram de modo meteórico, o som, as sensações, luzes e cores começaram a diminuir. Eu me senti exultante, em êxtase, cheio de uma extraordinária vitalidade.

Foi desse modo que tomei conhecimento do sistema de energia humana, meu primeiro encontro concreto com a energia kundalini que atua dentro de nós, e minha primeira experiência de acesso a essa energia através da prática da yoga. É importante observar que esse acontecimento não foi desencadeado pelo uso de drogas, e que já fazia muito tempo que eu não usava qualquer tipo de substância capaz de alterar o estado da mente. Tudo o que aconteceu foi resultado da prática fiel de uma técnica de yoga.

Não estou relatando esse fato para impressionar, mas para que você *perceba* que, quando eu digo que você pode ter contato com o seu próprio sistema de energia de um modo palpável, audível e visível, eu não estou me referindo a experiências difusas e sutis. O sistema de energia humana é uma fronteira de dimensões incalculáveis. Ele é um território povoado de som, de luz e de energia bruta. Ele é uma espécie de «parque de diversões» para os iogues e místicos. É um lugar para se visitar, estimulante e interessante e, às vezes, aterrador. Com a prática de yoga, você pode, não apenas passar por experiências extraordinárias, às quais somente poderíamos ter acesso pelo uso de drogas psicodélicas muito fortes, mas também aprender a desenvolver um certo controle consciente sobre a energia que flui através de você. Esta é uma busca que vale a pena.

Pense como muitas coisas parecem inatingíveis até que você comece a exercitá-las. Por exemplo, uma pessoa que não tem o hábito de correr, pode achar uma corrida leve de um quilômetro e meio algo absolutamente impossível para ela. Mas com a prática e o decorrer do tempo, essa mesma pessoa vai se ver correndo com relativa facilidade uma corrida de oito quilômetros. O inatingível muitas vezes se revela perfeitamente atingível com a prática. O mesmo acontece com a leitura e a música. No início, a página de uma partitura musical pode parecer nada mais que uma série de bizarros sinais ininteligíveis. Mas quando nos familiarizamos com esses símbolos, nós praticamente podemos «ouvir» a música na página. Ou como acontece com a meditação. No início, ela pode ser uma experiência frustrante, durante a qual a mente parece estar cheia de abelhas zumbindo. A serenidade absoluta parece uma fantasia ridícula. Mas, com o tempo, podemos aprender a nos acalmar durante o processo, e a meditação se torna um mergulho no lago claro e límpido da mente pura. Mas isso exige prática.

O sistema de energia humana atua em dois sentidos. De um lado, ele é o sistema através do qual a energia vital e a inteligência nos animam e sustentam. De outro, ele é uma via de acesso a vastas dimensões de energia e inteligência que vão muito além de nossas necessidades corporais e de nossa compreensão intelectual, uma espécie de rodovia para o infinito. Você pode fazer experiências com o sistema de energia humana para se familiarizar com ele até o ponto de conseguir conectar sua mente e seus sentidos à corrente energética que flui através dele. Com o tempo, você estará apto a seguir o fluxo para além do seu sistema corpo/mente. Eu gosto de me referir a isso como «surfar na corrente». Como quer que se queira descrever esse fato, ele tem sido a busca dos sábios, iogues e místicos durante toda a história.

Se você apenas ler e falar sobre o sistema de energia humana, ele vai continuar sendo uma abstração fugaz. Mas com a prática dos métodos descritos neste livro, o sistema de energia humana pode se tornar algo concreto para você, e você terá acesso a ele por experiência própria. Você terá então a oportunidade de explorar a amplitude e a profundidade da energia vital e inteligente que flui dentro de você.

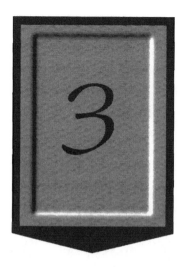

Os Chakras

Como mencionamos no capítulo anterior, os chakras são vórtices de energia concentrada inerentes ao sistema da energia humana. Embora exista uma série de locais distintos, distribuídos por todo o sistema corpo/mente, nos quais a energia concentrada se localiza, como os pontos de acupuntura, os sete chakras são os centros primários de energia, os nexos mais importantes da distribuição de energia para o restante do sistema de energia humana. Situados ao longo da coluna vertebral, os chakras estão associados a órgãos, glândulas e plexos nervosos específicos. Cada chakra também está associado a diferentes estados de consciência.

Os sete chakras funcionam em harmonia, assim como as glândulas, nervos e outros sistemas do corpo. Da mesma forma que os aspectos físicos, os chakras podem ser fracos ou fortes, equilibrados ou desequilibrados. Da mesma forma que uma massagem pode diminuir a dor num músculo machucado ou o alimento certo pode estimular o bom funcionamento de uma glândula, os chakras são influenciados por métodos energizadores como os Cinco Tibetanos. A finalidade de se praticar os Cinco Tibetanos é interferir nos chakras para que atinjam seu melhor funcionamento e capacidade máxima, em total equilíbrio e harmonia. Mas qual a razão para se buscar o melhor funcionamento do chakra? Quando o sistema de energia humana está funcionando bem, o corpo e a mente são saudáveis, cheios de vitalidade e equilibrados. Prestar atenção aos chakras não é uma fuga para algum reino efêmero de um obscuro ritual místico. A função dos chakras afeta todos os aspectos de nosso ser bem como o modo como vivemos.

AS VIAS PRIMÁRIAS DA ENERGIA

Os sete chakras situam-se ao longo da coluna vertebral e estão conectados pelas três mais importantes vias da energia, conhecidas como *ida*, *pingala* e *sushumna*. Embora eu em geral evite o uso dos nomes em sânscrito, já que quase ninguém é fluente nessa antiga lín-

Os Chakras ◉ 37

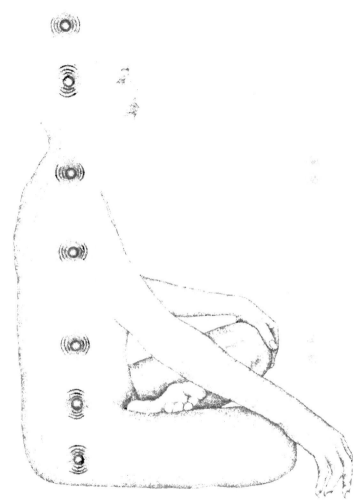

Os sete chakras, vórtices de energia concentrada, no interior do sistema de energia humana.

gua, esses são os únicos nomes que conheço para essas três vias de energia; por isso vou manter os termos nessa língua. Os canais correm da base da coluna até o topo da cabeça, transportando energia de um chakra para outro. *Sushumna*, o canal central, é o correspondente energético da medula espinhal e o canal central por onde corre todo fluxo energético no sistema de energia humana. *Sushumna* é a via primária através da qual a energia flui da base da coluna até o topo da cabeça. A energia kundalini corre através de *sushumna* iluminando o corpo e a mente (a energia kundalini será abordada no próximo capítulo).

O ponto de origem de *sushumna* e dos outros canais primários de energia, *ida* e *pingala*, está na base da coluna, onde se situa o primeiro chakra. *Ida* sobe pelo lado esquerdo do canal central; *pingala* sobe pelo lado direito. Esses dois canais correm para cima, entrelaçando-se em cada chakra. Seus correspondentes físicos são as cadeias de tecido nervoso ao longo da coluna vertebral. *Ida* está conectada à narina esquerda e *pingala* está ligada à direita. *Ida* é considerada de natureza lunar e *pingala* é vista como solar. É interessante observar que o caduceu, o símbolo da medicina, é uma representação dessas três principais vias energéticas. Representado como um bastão com duas serpentes se entrelaçando ao longo dele e duas asas no topo, o caduceu simboliza a subida da consciência dos chakras inferiores para os superiores. As asas do caduceu representam o terceiro olho dúplice, o olho da sabedoria ou da revelação.

Os Cinco Tibetanos ajudam a equilibrar as forças solar e lunar de *ida* e *pingala* e permitem canalizar um fluxo de energia contínuo e concentrado através de *sushumna*, o canal central. Cada exercício estimula fisicamente os vários plexos nervosos dispostos ao longo da via energética da coluna vertebral, bem como da própria coluna e das cadeias de tecidos nervosos. A intensificação da atividade energética nos nervos ao longo da coluna e das vias energéticas e vias primárias de energia resulta da pressão física e da estimulação de nervos que ocorre durante a prática dos Cinco Tibetanos. Com o tempo, desenvolve-se uma carga energética no sistema corpo/mente. Não apenas os Cinco Tibetanos vão se tornando mais fáceis de executar, mas seu efeito energético é bastante intensificado. A energia flui mais suavemente através do canal central, devido a uma eliminação gradual das obstruções. À medida que acontece esse processo, a saúde e a vitalidade físicas aumentam, a mente se torna mais arguta e fica cada vez mais fácil atingir estados elevados de meditação.

Os Sete Chakras

O PRIMEIRO CHAKRA

O primeiro chakra está situado na base da coluna vertebral, no períneo, o ponto entre o ânus e os órgãos genitais. A energia que flui através desse centro é densa, vigorosa e intensa. Esse chakra está associado aos aspectos mais básicos da sobrevivência humana. A sobrevivência é um impulso estampado em nossa constituição genética. Ela é a raiz de nossa consciência. A parte mais antiga do cérebro humano, o hipotálamo dos répteis, controla principalmente as funções necessárias à sobrevivência. O primeiro chakra interfere no sistema da mesma forma que o hipotálamo. Situando-se na base da coluna vertebral, a ação do primeiro chakra também está na base de toda a consciência.

Funções básicas do primeiro chakra: sobrevivência, força, produção de energia vital, funções de excreção
Órgãos associados: intestino grosso e reto
Glândulas associadas: glândulas supra-renais
Principais centros nervosos: plexos coccígeno e sacral
Nome sânscrito: *muladhara*

O SEGUNDO CHAKRA

Situado num ponto da coluna vertebral próximo aos órgãos da reprodução, o segundo chakra está basicamente associado à criatividade. A criatividade se manifesta de diversas formas e está na base de muitas de nossas atividades. Como o ato mais fundamental da criatividade humana é a procriação, o segundo chakra está centrado na energia sexual, na procriação e na regeneração. A energia sexual também está na base de cada ato de expressão individual. Ela é uma força criativa, cuja influência vai muito além da atividade sexual e inclui o pensamento, os sentimentos, o comportamento, nosso modo de trajar. A energia sexual modela a arte, a música, a moda e até mesmo a arquitetura e a engenharia automotiva. É uma força que tudo penetra.

O orgasmo sexual é tanto uma experiência de satisfação biológica quanto uma experiência de transcendência. Ele é algo tão intensamente buscado porque durante o orgasmo nós experimentamos, embora por um breve momento, uma sensação de intemporalidade. Esse mesmo arrebatamento intemporal é comum nos estados místicos e é fundamental para os rituais xamanísticos. O segundo chakra é um centro extremamente ativo, cuja energia permeia quase tudo o que fazemos. Ele é fundamental tanto para a criatividade básica quanto para os estados de êxtase elevado.

Funções básicas do segundo chakra: criatividade, procriação, funções sexuais, estímulo da vitalidade

Órgãos associados: intestino grosso, bexiga, rins e órgãos reprodutores

Glândulas associadas: glândulas do sistema reprodutor

Principais centros nervosos: plexo prostático (homem) e plexo útero-vaginal (mulher)
Nome sânscrito: *svadhisthana*

O TERCEIRO CHAKRA

O terceiro chakra, situado no plexo solar, é o centro da individualidade do eu. A individuação da consciência é o desenvolvimento para além da sobrevivência básica e da continuidade da espécie rumo à percepção de si mesmo como um ser único. O terceiro chakra é o vórtice da individuação da consciência. Ele é o centro da força pessoal e a origem da vontade. O terceiro chakra dá origem à busca da auto-afirmação, à determinação pessoal e à força individual, preparando-nos para os desafios de viver no mundo. Esse centro pode ser muito potente e está associado ao carisma pessoal.

Funções básicas do terceiro chakra: vontade, força pessoal, digestão e assimilação de nutrientes
Órgãos associados: fígado, baço, estômago e intestino delgado
Glândula associada: pâncreas
Principal centro nervoso: plexo solar
Nome sânscrito: *manipura*

O QUARTO CHAKRA

O quarto chakra situa-se no ponto da coluna vertebral localizado na altura do externo, no centro do tórax, e é considerado o ponto central do amor e da compaixão no sistema de energia humana. É no quarto chakra que a consciência humana vai além da concentração em si mesma até atingir a percepção de um vínculo com o resto do mundo. Situado a meio caminho entre os três chakras inferiores e os três centros superiores, o quarto chakra marca o ponto em que se inicia o afastamento consciente dos graus mais baixos de percepção e a aproximação com relação aos superiores. A energia que flui desse centro é orientada da sobrevivência pessoal para a consideração dos outros. Para obter acesso às funções mais altas de criatividade e consciência, é preciso «atravessar» conscientemente o quarto chakra.

Funções básicas do quarto chakra: amor, compaixão, imunidade, coração, pulmão e funções bronquiais
Órgãos associados: coração e pulmões
Glândula associada: timo
Principal centro nervoso: plexo do coração
Nome sânscrito: *anahata*

O QUINTO CHAKRA

O quinto chakra está situado na coluna vertebral diretamente atrás do centro da garganta. Através desse chakra a energia flui para as funções mais altas: a comunicação, a criatividade e a expressão individual. A força desse chakra se faz especialmente notada na atividade da fala, que talvez seja o mais influente dos comportamentos humanos. Quando esse chakra é bem desenvolvido, a pessoa consegue falar com enorme força e capacidade de persuasão. Toda atividade criativa envolve um processo pelo qual nós expressamos algo que vem do nosso interior. Quando o quinto chakra é forte, essa expressão pode ser dramática, potente e profundamente comovedora. Esse chakra é tão potente que sua força pode ser magnetizadora.

Funções básicas do quinto chakra: comunicação e criatividade de nível superior
Órgãos associados: cordas vocais
Glândula associada: tireóide
Principal centro nervoso: plexo faríngico
Nome sânscrito: *visuddha*

O SEXTO CHAKRA

O sexto chakra está localizado diretamente atrás da base do nariz, entre as sobrancelhas, próximo ao centro da cabeça. Também conhecido como terceiro olho ou olho da sabedoria, nesse chakra situa-se a inteligência superior e a visão paranormal. O terceiro olho é o centro da intuição, uma visão interior orientada pela sabedoria e compreensão profunda das forças sutis que atuam em cada situação. Quando esse olho está «aberto», pode-se ver claramente o passado, o presente e o futuro. As pessoas dotadas dessa extraordinária visão são os poucos e verdadeiros clarividentes. A inteligência associada ao sexto chakra é expansiva e perceptiva.

Um terceiro olho aberto torna possível à pessoa atingir os resultados desejados que são positivos e geradores.

Funções básicas do sexto chakra: inteligência superior, clarividência, intuição, audição sensível
Órgão associado: cérebro
Glândula associada: hipófise
Principal centro nervoso: plexo cavernoso
Nome sânscrito: *ajna*

O SÉTIMO CHAKRA

Situado no topo da cabeça, o sétimo chakra é o centro da consciência cósmica, um estado de percepção absoluta e de integração com a força criadora primitiva do universo. Esse é um estado absoluto de plenitude, a concretização da sabedoria, da energia, da intuição, da felicidade e da liberdade total. Ao despertar o sétimo chakra, descobrimos que a consciência cósmica é a condição humana natural. Esse despertar é, em geral, o resultado de uma purificação intensa, de um aprimoramento interior e de um trabalho espiritual; no entanto, como a consciência cósmica, ou iluminação, não pode ser conhecida pelo intelecto, não se pode dizer que existem apenas os caminhos prescritos para se atingir esse estado. A verdade é que a iluminação autêntica está fora do alcance do pensamento intelectual. Ela só pode ser conhecida por experiência direta.
Função básica do sétimo chakra: consciência cósmica

Órgão associado: cérebro
Glândula associada: glândula pineal
Principal centro nervoso: plexo cavernoso
Nome sânscrito: *sahasrara*

A Psicologia dos Chakras

Os chakras existem no interior do sistema de energia humana, produzindo em cada pessoa um equilíbrio único entre as mais variadas influências, que vão do instinto de sobrevivência a estados de consciência extremamente expandidos. Assim, os chakras também podem ser usados como um modelo para se compreender a própria mente. Ao refletir sobre a natureza dos nossos pensamentos, inclinações, percepções, desejos e ações, nós podemos identificar com relativa facilidade quais são os chakras que predominam em nós. Nós também podemos determinar de que modo poderíamos nos desenvolver para poder expressar mais plenamente as forças latentes dentro de nós.

Por exemplo, uma pessoa que está sempre consumida pela ambição pessoal e aproveita todas as oportunidades para avançar de um modo que favoreça sua fortuna pessoal, não vendo quase mais nada além disso, está sob forte influência do terceiro chakra. Ter um forte terceiro chakra não é, de forma alguma, uma coisa negativa. Conseguir coisas para si mesmo é bom e positivo. Mas isso pode ser extremamente limitador se não houver outras influências fortes. Para uma pessoa desse tipo, realizar serviços para os outros é um modo magnífico de conseguir uma mentalidade mais equilibrada e maior influência do chakra. Não há nada de místico ou de esotérico nisso. Se você é muito centrado em si mesmo, fazer algo pelos outros é um modo de reorientar sua atenção e energia. Por outro lado, uma pessoa que se devota muito à felicidade e bem-estar dos outros muito provavelmente é uma pessoa do «tipo» quarto chakra, um benfeitor da humanidade, devotado a ela.

Uma pessoa dominada pela influência dos chakras inferiores pode ao mesmo tempo ser influenciada também pelos centros superiores. Existem muitos gurus e sábios ávidos de poder que têm percepção paranormal e habilidades ocultas que indicam uma certa atividade dos chakras superiores, mas que atuam dominados por um chakra inferior, usando seus poderes para trapacear, enganar e dominar os outros. Não se deixe enganar: capacidades paranormais não indicam necessariamente uma personalidade bem integrada atuando a partir de um chakra superior. É importante não se deixar impressionar quando alguém revela capacidades paranormais. Procure observar a pessoa como um todo. Como diz um ditado zen: «Olhe para o óbvio.» Se a pessoa com capacidades paranormais também é afetuosa, gentil, generosa e pronta a ajudar os outros com pouco ou nenhum interesse em ganhos pessoais, então ela pode de fato ter uma personalidade bem integrada. O tempo poderá confirmar isso. Não conclua que uma pessoa é bem integrada ou está interessada no seu bem-estar somente porque ela usa turbante, fala num tom exótico e vomita mantras a troco de moedas. Os mercenários do espírito estão em toda parte.

A psicologia dos chakras é um instrumento valioso para uma maior compreensão de nós mesmos. Se pudermos ter acesso às influências que estão no nosso interior, poderemos agir sobre as áreas em que temos carências ou modificar conscientemente as influências que, por serem tão excessivas, atuam contra nós. Se você se esfalfa sem cessar em benefício dos outros (o «tipo» quarto chakra) a ponto de se colocar em grande perigo, ao simplesmente negligenciar suas necessidades básicas, talvez você precise dar atenção aos seus instintos de sobrevivência. Afinal, se você realmente quer servir aos outros da melhor forma possível, você precisará também estar vivo. Caso contrário, sua missão de servir terá curta duração. Se você quer viver uma vida equilibrada, mas acha que é tão maluco por sexo (uma influência muito forte do segundo chakra) que passa a maior parte de seu tempo tentando satisfazer seu insaciável apetite sexual, talvez você precise se exercitar para ultrapassar a autogratificação, dedicando-se a alguma forma de trabalho comunitário. Por outro lado, algumas pessoas, às vezes designadas como «beatas», se perdem em um mundo etéreo delas próprias (uma provável dominância do terceiro olho) e não têm senso algum de realidade. O trabalho físico é muito útil nesse tipo de desequilíbrio dos chakras, pois desafia o trabalho intelectual.

As instruções para a meditação dos chakras no Capítulo 9 são muito úteis para o equilíbrio das energias dos chakras, mas a meditação sozinha não é suficiente. Além dela, são importantes a auto-análise e a ação. Se, por exemplo, você quiser ter a cabeça menos «nas nuvens», a meditação dos chakras pode ser útil. Mas essa meditação precisa ser complementada por atividades físicas e mentais específicas, que desafiem você e exijam total atenção mental e participação física. Se você é excessivamente absorto em si mesmo e ambicioso em demasia e quer se voltar mais para o exterior, a meditação também ajudará. Mas sua participação consciente em alguma forma de serviço aos outros vai ajudar você a fazer mudanças radicais. Em outras palavras, a meditação dos chakras não é um remédio místico de ação rápida contra o desequilíbrio pessoal. Ela só ajuda quando acompanhada de muito exame crítico de nós mesmos e, também, de muita ação.

A variedade de desequilíbrios dos chakras é em número infinito, e quase todo mundo é desequilibrado em alguns aspectos. As influências dos chakras atravessam todo o corpo e mente e podem ser incontroláveis, pois elas atuam em cada nível do seu ser. Muitas vezes é necessário um esforço extraordinário para se conseguir mais equilíbrio. Além disso, é muito difícil sermos honestos em nosso acesso a nós mesmos, pois o ser humano é dotado de uma extraordinária capacidade de enganar a si mesmo. Assim, a busca do equilíbrio raramente é uma tarefa simples. Essa é uma luta que exige força de caráter, uma enorme vitalidade, uma capacidade de percepção mais profunda e uma mente clara, o que sem dúvida podemos conseguir com a prática da meditação. No entanto, um exame dos chakras, aliado à auto-avaliação mais franca de que formos capazes, pode ser um passo na estrada para o equilíbrio e harmonia pessoais.

A Kundalini

Em todo o domínio da yoga, nada tem sido objeto de mais mal-entendidos, nem foi mais buscado, mais amaldiçoado, mais difamado, temido e deturpado que a kundalini, a energia primordial que nos anima e é, como afirma Gopi Krishna, «a sede de todo o espírito».

O sistema de energia humana é o circuito através do qual a energia vital flui dentro de nós. Essa energia recebe muitos nomes, inclusive *chi*, *ki*, bioenergia e «a força». A terminologia varia de acordo com a cultura, tradição, linhagem dos professores e língua, mas a força energética é sempre a mesma. Eu prefiro me referir a ela pelo nome kundalini, porque a sistematização dos conhecimentos sobre essa energia feita pela yoga me parece mais precisa e completa que qualquer outra que já encontrei.

O termo *kundalini* provoca curiosidade, medo e suspeita. Existem muitos mal-entendidos em torno dele, devido ao enfoque em grande parte sensacionalista que tem recebido, que retrata essa energia em seus aspectos mais sinistros e exóticos, ao mesmo tempo dando pouca atenção a seus aspectos básicos e positivos. Kundalini é a energia vital primordial que existe dentro de nós, a força evolutiva primordial, uma fagulha do Absoluto que habita o interior de nosso corpo. A energia kundalini é, às vezes, designada como o poder da serpente, representado por uma serpente enrolada na base da coluna vertebral.

Na verdade, a energia kundalini é uma força situada no cérebro humano que ativa os chakras; ela em geral é *sentida* primeiramente na base da coluna, no primeiro chakra. O *Siva Samhita* descreve esse fato quando afirma: «Da base ou raiz do palato, *sushumna* expande-se para baixo, até chegar ao *Muladhara* (primeiro chakra) e ao períneo...» (verso 121); e depois, no verso 124: «Na cavidade de *sushumna*, lá habita kundalini, como sua força interior.» Kundalini não é uma serpente mística; ela é a força psicobiológica primitiva; é a energia que anima, vitaliza e motiva o corpo e a mente.

A energia kundalini está sempre ativa. Ela alimenta todo o sistema de energia humana, fazendo com que a energia vital circule continuamente *dentro de nós*. Para a maioria das pessoas, a atividade da kundalini é mínima, embora ela esteja sempre, em certa medida, atuando em nós. Se fosse possível comparar a energia kundalini com a água corrente, a maioria das pessoas teria um pequeno borrifador de jardim funcionando em baixo fluxo, ao passo que a força da kundalini é igual à imensa potência das cataratas do Niágara. O pleno potencial da kundalini é imenso, inconcebível.

A prática da yoga fortalece os canais do sistema de energia humana e prepara o corpo para um maior fluxo da energia kundalini. A meditação provoca uma atividade maior da energia kundalini, aumentando sua intensidade. À medida que o corpo e os canais de energia se tornam mais bem preparados pela prática da yoga, a pessoa pode suportar uma atividade maior da energia kundalini. À medida que a mente se torna mais concentrada, uma quantidade maior de energia começa a fluir. Esse é um rápido resumo de como ela funciona.

O despertar da energia kundalini pode ocorrer de diversas formas. Pode ocorrer lentamente, de modo quase imperceptível, com o passar do tempo, produzindo um aumento contínuo e gradual de energia e acuidade mental. Também pode ocorrer por estágios, durante os quais você pode experimentar fenômenos como, por exemplo, a sensação de correntes energéticas quentes subindo pela coluna vertebral. Essas sensações são relativamente comuns entre as pessoas que praticam yoga e meditação. Mas a energia kundalini também pode surgir de repente e sem aviso, e sua intensidade pode ter ação paralisante. A energia kundalini pode irromper pela coluna vertebral como um relâmpago, acompanhada de intenso calor, abrindo com violência os chakras, como dinamite explodindo a terra da boca de uma caverna. As experiências desse tipo podem ser assustadoras e causar desorientação, e são responsáveis pelas histórias sinistras e terríveis contadas sobre a kundalini.

Se você praticar yoga e meditar com concentração, estará relativamente bem preparado para aceitar um aumento do fluxo da energia kundalini dentro de você. Eu digo relativamente bem preparado porque não é possível estar completamente preparado para receber algo tão monumental quanto o poder da kundalini. Ele pode surpreender e deixar perplexas as pessoas mais fortes e bem preparadas. A única coisa que você pode fazer quando, poderosa, a kundalini se move através de você é render-se à experiência. Não lute contra ela. A kundalini é mais forte que tudo o que você já encontrou.

O despertar da kundalini é um processo que tem uma enorme amplitude. Em outras palavras, você pode estabelecer como fazer para acordar completamente a energia kundalini, mas não pode controlar cada aspecto de como e de quando isso ocorrerá. Como força psicobiológica primitiva, a kundalini é algo que quase todo mundo já experimentou, em geral durante momentos de inspiração súbita ou durante o orgasmo. A experiência de cair no espaço, de perder o controle e de sentir uma onda de êxtase durante o orgasmo são experiências sexuais da energia kundalini. Em momentos de profundo devaneio, quando o mundo parece especialmente rico e radiante, é a kundalini que está atuando.

Com o treino, você aumentará a capacidade para o fluxo da kundalini e estimulará a presença de um maior volume dessa energia dentro de você. Você pode realizar isso com segurança pela prática dos Cinco Tibetanos e das técnicas de meditação descritas no Capítulo 9. Os chakras e as vias primárias de energia irão se tornando cada vez mais ativos e vitalizados, abrindo-se um pouco mais à medida que mais energia kundalini estiver circulando através de você. O desejo de praticar yoga e meditar provém da kundalini. É essa força que nos impulsiona, estimulando-nos a nos envolver em buscas que purificam o corpo e fortalecem a mente. Muitas mudanças vão ocorrendo à medida que o fluxo da kundalini aumenta. Você se sente mais forte e alerta e sua acuidade sensorial se intensifica. Eu percebo que meus sentidos são muito mais aguçados agora do que quando eu era mais jovem. Os sentidos se relacionam com os chakras e tudo se intensifica quando a kundalini está mais forte dentro do corpo. A comida fica mais saborosa, os aromas sutis são sentidos com mais facilidade, as cores têm mais vivacidade, o tato fica mais sensível, a música tem maior dimensão acústica, e assim por diante. O mundo se torna um lugar mais sensual e vivo.

Com um fluxo maior da kundalini, também o seu nível básico de energia aumentará. Algumas pessoas a princípio precisam de mais descanso que o habitual quando começam a praticar yoga, porque estão passando por importantes mudanças físicas e energéticas. Posteriormente, haverá menos necessidade de descanso diário. Você se sentirá mais ativo e estimulado, dormindo menos e mantendo um nível mais constante de energia durante todo o dia. Você perceberá que pode se dedicar a tarefas mentais que exigem muito de você durante períodos mais longos de tempo e com menos fadiga. Além disso, você perceberá que pode simplesmente se pôr num estado de maior energia quando isso for realmente necessário.

Os padrões de sono também mudam com o aumento do fluxo da kundalini. Além da possibilidade de precisar de menos sono, seus sonhos podem se tornar muito vívidos e até mesmo premonitórios. A prática da meditação pode predispor você à experiência do sonho lúcido, um estado em que você fica consciente, durante o sono, de que o que está ocorrendo é um sonho.

Existem alguns exemplos clássicos de experiências somáticas que muitas vezes acompanham o movimento da kundalini, sendo o mais comum uma sensação de calor na base da coluna vertebral. Essa sensação pode ser muito agradável; pode às vezes parecer que você está sentado sobre algo quente. Muitas vezes, essa experiência é acompanhada por um *forte desejo* sexual.

Uma experiência que eu freqüentemente tinha na época em que comecei a praticar a meditação kundalini era uma sensação de vibração na coluna vertebral. Durante um certo tempo, toda vez que eu me sentava para meditar, minha coluna tremia levemente com grande rapidez, como se fosse um vibrador. Isso não acontecia devido a cansaço ou tensão, e só ocorria durante a meditação. Algum tempo depois, isso simplesmente deixou de acontecer.

Uma das mais emocionantes experiências com a energia kundalini acontece quando uma torrente de energia irrompe pela coluna, freqüentemente acompanhada de uma sensação de calor, e às vezes também da visão de cores vivas. É um «festival interior» de cores de todo tipo. Às vezes experimentamos uma sensação de grande alegria, expansão e serenidade. É uma experiência muito agradável. Quando isso acontece, é o momento de focalizar sua atenção, de meditar e aproveitar ao máximo essa condição para que ela não seja uma mera experiência passageira. Ao fazer isso, você poderá conseguir entrar em contato mental com a força da kundalini de um modo que produzirá efeitos duradouros, como sentir a mente mais aberta, sentir-se mais alerta, forte e entusiasmado com relação à vida. Embora a maioria das experiências com a energia kundalini seja de curta duração, elas às vezes podem durar mais. Uma vez, eu passei por um período de seis semanas de grande atividade da energia kundalini. Durante esse período eu comia moderadamente, dormia muito pouco, praticava muita yoga, meditava muito e permanecia num contínuo estado de êxtase.

Em seu livro *The Kundalini Experience*, o dr. Lee Sannella afirma que «O processo da kundalini, assim como a meditação profunda, mexe com as camadas sedimentadas do inconsciente e nos confronta justamente com os elementos psíquicos com que menos gostaríamos de nos defrontar». A idéia de que o despertar da kundalini mexerá com a nossa «sujeira» mental é verdadeira. Você verificará, à medida que se dedicar à meditação kundalini, que na sua mente começam a aflorar coisas que sem dúvida não são nada agradáveis. Quando isso ocorre, tente não ficar preso aos fenômenos que estão ocorrendo. Em vez disso, procure fazer com que a energia dentro de você aumente aos poucos, e deixe passar os pensamentos, sensações e sentimentos, como se estivessem sendo soprados pelo vento. Isso é o que os indianos denominam «queimar o velho karma», os resíduos psíquicos acumulados que você pode ter carregado consigo através de suas muitas vidas. Não há meio de passar pelo verdadeiro despertar da kundalini sem passar por um «atoleiro» mental. Isso acontece porque todos temos temores, distorções, perversões e conflitos mentais profundamente enterrados que precisamos enfrentar. A kundalini mexe com essas coisas porque ela é manifestação de pura consciência e energia. É como uma luz intensa iluminando uma caverna escura. Se houver *ossos velhos* e morcegos pendurados na caverna, eles vão aparecer.

Todos temos nossa sujeira mental, da qual precisamos nos livrar; com o aumento da atividade da kundalini, você se verá confrontado com a sua.

A kundalini não é nada mais que a força primitiva da vida dentro de nós. Até que ponto ela se manifesta no interior de uma pessoa é algo em parte devido ao esforço. Se você praticar os Cinco Tibetanos e se dedicar à meditação kundalini descrita no Capítulo 9, há uma grande probabilidade de que você comece a despertar essa energia, em grande parte adormecida dentro de você, despertando-o para um novo e luminoso mundo de consciência e de experiências.

A Respiração

A respiração é fundamental para a vida humana. Ela é uma função simples e automática. Nós respiramos desde o momento em que nascemos e, quando paramos de respirar, morremos. É algo muito simples. Nós, seres humanos, somos muito versáteis e adaptáveis. Podemos passar longos períodos de tempo sem comida, como mostram os grandes feitos de jejum de Gandhi e de outros. Podemos passar sem água durante alguns dias. Podemos passar sem *pizza*, filmes, passeios de carro ou até mesmo sexo, por períodos muito longos. Os monges de Monte Hiei, no Japão (que são conhecidos como «monges corredores» porque correm oitenta quilômetros por dia), enfrentam uma prova durante a qual passam sem comida, sem água ou sono por nove dias. Eles se referem a isso como «jejum supremo» (não tente praticar isso em casa!). O fato é que podemos passar um certo tempo sem algumas coisas, algumas delas essenciais à vida. Mas se ficar sem respirar por um período relativamente curto, você será libertado de sua forma mortal.

A respiração é a forma mais básica de nos alimentarmos. Quando respiramos, absorvemos uma mistura de gases, especialmente o oxigênio, necessários para nossas células. Também absorvemos uma forma mais sutil de energia chamada *prana*. Da mesma forma que o oxigênio alimenta as células do nosso corpo, o *prana* alimenta o sistema de energia humana, o substrato do corpo humano. Embora a respiração seja uma função simples e natural, ela pode ser adaptada e modificada para a obtenção de resultados específicos. A energia *prana* da respiração pode ser canalizada para formar, purificar e fortalecer o sistema de energia humana. Assim, praticamente todo tipo de desenvolvimento do sistema corpo/mente, dos sistemas de yoga à grande variedade das artes marciais, emprega métodos de controle da respiração. Alguns textos de yoga afirmam que, quando se domina a respiração, domina-se o próprio destino. Essa pode ser uma afirmação um tanto exagerada, mas *é* verdade que, quando dominamos a respiração, conseguimos um enorme controle sobre nosso corpo e nossa mente.

Neste capítulo, eu descrevo o que é a respiração

apropriada para que, desde o início, você possa praticar corretamente os Cinco Tibetanos. Procure praticar a respiração com muito cuidado, de acordo com as instruções aqui apresentadas. Às vezes, as pessoas querem praticar, já no início, algum exercício mais intensamente, investindo muita energia e praticando um número maior de vezes que o recomendado. Essa não é uma atitude muito sensata no caso dos exercícios de respiração. Se você quer uma prática mais vigorosa, faça quinhentos abdominais, corra dez quilômetros e se extenue ao máximo. Mas não exagere na prática da respiração. Os métodos simples e básicos de respiração podem ser muito eficientes. Como a respiração é algo natural que fazemos o tempo todo, pode parecer que uma prática extenuante da respiração não tenha conseqüências negativas, mas isso não é verdade. Você pode se prejudicar com o excesso de exercícios respiratórios. O melhor modo de progredir na prática da respiração e da yoga é aprender as técnicas com cuidado e, com o passar do tempo, continuar a praticar com cuidado e precisão cada vez maiores.

À medida que você pratica o *pranayama*, a ciência do controle da respiração, uma série de mudanças vão ocorrendo. Seu corpo começa a se desintoxicar, eliminando as toxinas do fígado, dos rins, dos intestinos e da pele. A princípio, com a prática do *pranayama*, você pode se sentir um pouco tonto e «leve», em parte devido ao aumento do fluxo de oxigênio no cérebro. Essa sensação de leveza não se deve apenas a uma maior absorção de oxigênio. Quando você pratica a respiração controlada, você rompe as obstruções presentes no seu sistema de energia humana. Os bloqueios ao longo das vias energéticas ou nos chakras são dissolvidos com a prática regular das técnicas de respiração. À medida que o sistema de energia humana passa a conduzir mais energia, você vai se sentindo mais leve. Às vezes, você terá a impressão de que cada célula do seu corpo está dançando na luz.

E é isso realmente o que acontece — o que faz sentido, quando nos lembramos de que todo o universo que conhecemos é constituído de energia e luz. A matéria não é realmente sólida, mas uma forma pesada e condensada de energia. Cada partícula atômica do seu ser está suspensa no espaço e dança em torno de outras partículas atômicas a uma grande velocidade. Tornar-se «mais leve» não é simplesmente ficar menos pesado, mas uma verdadeira assimilação de mais «luz» no seu organismo. Por meio de uma prática regular da respiração e meditação, você pode absorver mais luz pura, clara e branca no seu sistema de energia, e iluminar os seus chakras.

A respiração é em si mesma uma prática completa de yoga, e existem centenas de variações da prática do *pranayama*. Como o objetivo deste livro é a apresentação dos Cinco Tibetanos e não a exploração completa de todos os aspectos da yoga, vamos nos concentrar em apenas três métodos de respiração. O primeiro deles é a respiração normal; o segundo é a respiração longa e profunda; e o terceiro é a respiração que deverá ser executada depois de cada um dos Cinco Tibetanos. **Pratique a respiração de estômago vazio** para evitar enjôo e cãibras intestinais e para fazer com que a energia circule o mais livremente possível no seu sistema.

A Respiração Normal

Sente-se numa posição confortável, ou com as pernas cruzadas ou numa cadeira de encosto reto. Mantenha as costas retas e bem esticadas. Relaxe os ombros e o tórax. Coloque uma das mãos sobre o abdômen para sentir o que está acontecendo durante o exercício. Isso não será mais necessário quando você estiver familiarizado com esse modo de respirar.

Inspire suavemente pelo nariz, fazendo com que o abdômen se encha e expanda com a respiração. Expire pelo nariz ou pela boca, relaxando a barriga. Durante esse exercício, seu tórax não deve se mover. Essa respiração assemelha-se ao enchimento de um balão — à medida que você inspira pelo nariz, seu abdômen se expande. À medida que você expira através do nariz ou da boca, seu abdômen relaxa. Por mais simples que pareça, isso é muito importante para iniciar a prática da respiração; assim, repita o exercício diversas vezes. Pratique a respiração suave e regular por dois minutos, expandindo o abdômen, à medida que inspira pelo nariz, e relaxando o abdômen ao expirar suavemente pelo nariz ou pela boca.

Você deve manter durante todo o dia esse modo de respirar suave e relaxado. Ao praticar esse exercício, você talvez descubra que seu modo de respirar é diferente desse, encolhendo o abdômen ao inspirar. Isso é algo muito comum e você pode se sentir estranho invertendo seu modo habitual de respirar. Procure perseverar. Embora sejam necessárias prática e concentração para se manter respirando corretamente, os benefícios da respiração normal com a expansão do abdômen são enormes.

Observe que é importante inspirar pelo nariz sempre que possível. A inspiração pela boca desvia a passagem do ar dos mecanismos reguladores da respiração e pode provocar tontura, nervosismo e outros problemas físicos e emocionais. Procure assegurar-se de que está inspirando regularmente pelo nariz. A expiração pode ser tanto pelo nariz quanto pela boca.

A RESPIRAÇÃO LONGA E PROFUNDA

Essa respiração assemelha-se à respiração normal, exceto por ser mais profunda. Para praticar esse tipo de respiração, sente-se numa posição confortável e coloque uma das mãos sobre o abdômen e a outra sobre o tórax. A colocação das mãos serve apenas para ajudar a aprender a técnica de respiração e não para a *prática regular*. À medida que inspira, puxe o ar pelo nariz, enchendo o abdômen da mesma forma que na respiração normal, mas desta vez continue a inspirar até que seus pulmões se encham ao máximo e seu tórax se expanda. Em seguida, expire suavemente pelo nariz ou pela boca.

É importante que você pratique essa respiração até conseguir executá-la corretamente e com facilidade. A respiração longa e profunda é como encher um copo de água: você vai despejando água pela parte superior enquanto o copo enche de baixo para cima. O mesmo acontece com a respiração — ela se inicia na parte superior de seu corpo, mas enche primeiramente a parte inferior do abdômen e, depois, a cavidade do tórax. Pratique essa respiração por vários minutos todos os dias, até que sua execução se torne fácil e automática.

Sempre que precisar aliviar o *stress* (exceto depois de uma refeição farta), sente-se confortavelmente e respire profunda e lentamente, puxando o ar para dentro dos pulmões e expirando suave e regularmente. A prática dessa técnica de respiração eliminará toda a sua tensão e fará você se sentir calmo, relaxado e revigorado.

A Respiração para Depois dos Exercícios

Essa respiração é executada apenas duas vezes depois de cada um dos Cinco Tibetanos. Reserve alguns minutos para praticá-la, pois ela é uma parte importante desses exercícios.

Fique em pé, ereto, com os pés juntos e as mãos apoiadas nos quadris. Inspire longa e profundamente pelo nariz. Expire pela boca com os lábios contraídos, formando um «O» (ilustração 2, p. 73).

Depois de ter praticado a respiração, você está preparado para aprender os Cinco Tibetanos.

Os Cinco Tibetanos

Aqui, depois de toda essa introdução, estão finalmente os Cinco Tibetanos. Os Cinco Tibetanos estimulam o pleno fluxo da energia através dos chakras e ativam os nervos, os órgãos e as glândulas correspondentes. Esses exercícios também tonificam e fortalecem os principais centros musculares, contribuindo para um físico forte e flexível. Uma vez que você esteja familiarizado com os exercícios, a prática dos Cinco Tibetanos levará cerca de cinco a seis minutos por dia.

De preferência, pratique cada um dos Cinco Tibetanos vinte e uma vezes. Pode parecer estranho, mas não há necessidade de exceder as vinte e uma repetições, uma vez que o efeito energético desejado dos Cinco Tibetanos é atingido nesse número. Não há problema em se executar um número maior de vezes, mas também não é necessário. A maioria das pessoas precisa de uma certa prática para conseguir executar esse número de repetições; por isso, não se preocupe se, no início, você achar difícil praticar a série completa de exercícios. Quase todos os principiantes levam cerca de um mês ou mais para executar todas as vinte e uma repetições.

No início, comece executando dez ou doze vezes cada exercício. Aumente o número de repetições à medida que for se sentindo apto. Você já estará conseguindo muitos benefícios ao praticar qualquer número que for de repetições, e se sentirá muito satisfeito à medida que for aumentando até chegar às vinte e uma repetições. Tenha calma e pratique os exercícios diariamente o mais corretamente possível. Mesmo que ainda não esteja praticando todas as vinte e uma repetições de cada exercício, você logo começará a se sentir mais forte e cheio de vitalidade.

Para ter certeza de que está praticando corretamente cada um dos exercícios, leia cuidadosamente as instruções de cada um deles e observe as fotografias: os Cinco Tibetanos são representados com exatidão; assim, você poderá corrigir sua postura, pontos de apoio e posição geral do corpo, de acordo com as ilustrações.

Tibetano nº 1

Fique de pé, com os braços esticados lateralmente (ilustração 1). Os dedos devem ficar juntos; as palmas devem ficar abertas e voltadas para baixo. Mantendo essa posição dos braços, gire uma volta inteira no sentido horário (é a direção para onde você irá, se começar por virar a cabeça para a direita). Repita o giro vinte e uma vezes seguidas.

Ao terminar de girar, fique de pé, com os pés juntos e as mãos nos quadris (ilustração 2). Inspire profundamente pelo nariz. Expire pela boca, com os lábios contraídos num «O». Repita a respiração mais uma vez, antes de passar para o Tibetano nº 2.

Você pode sentir um pouco de tontura ao praticar esse exercício pela primeira vez. Seja cuidadoso e não force. Esse exercício fortalece o mecanismo de equilíbrio situado no ouvido interno. Com a prática regular, a tontura desaparecerá, e o giro se tornará mais fluido, mesmo com velocidades rápidas. Esse é o mesmo movimento praticado pelos dervixes muçulmanos, pelos místicos sufi, que giram a grande velocidade durante longos períodos de tempo. Esses místicos são conhecidos como os «dervixes rodopiantes».

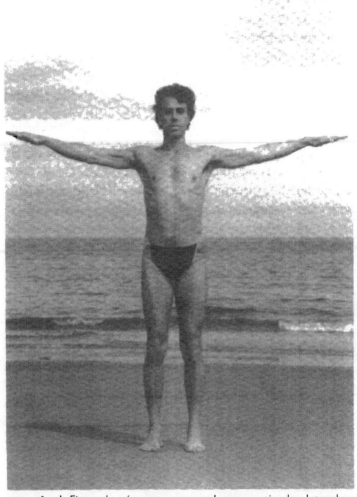

ILUSTRAÇÃO 1: Fique de pé, ereto, com os braços esticados lateralmente. Os dedos devem ficar juntos; as palmas devem ficar abertas e voltadas para baixo. Mantendo essa posição dos braços, gire uma volta inteira *no sentido* horário (é a direção para onde você irá, se começar por virar a cabeça para a direita). Repita o giro vinte e uma vezes seguidas.

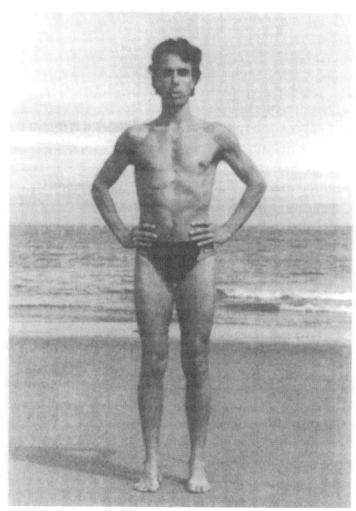

ILUSTRAÇÃO 2: Quando terminar de girar, fique de pé, com os pés juntos e as mãos nos quadris. Inspire profundamente pelo nariz. Expire pela boca, com os lábios contraídos num «O». Repita a respiração mais uma vez, antes de passar para o Tibetano n° 2.

Tibetano nº 2

Deite-se de costas sobre um tapete. As pernas devem ficar completamente esticadas, os calcanhares devem estar flexionados e juntos. Os braços devem ficar ao longo do corpo, com as palmas das mãos esticadas e voltadas para o chão (ilustração 3). Inspire pelo nariz, eleve as pernas um pouco acima de noventa graus, levantando ao mesmo tempo a cabeça e encostando o queixo no tórax (ilustração 4). Execute essa parte do exercício com um único movimento suave. A ponta dos pés deve apontar para o céu; sua cintura deve permanecer encostada no chão.

Expire pelo nariz ou pela boca, descendo as pernas e a cabeça até a posição inicial — mantendo-se completamente reto no chão. Repita todo o exercício vinte e uma vezes, inspirando ao subir as pernas, expirando ao descer.

Depois de terminar, fique de pé, com os pés juntos e as mãos nos quadris (ilustração 2). Inspire profundamente pelo nariz. Expire pela boca, com os lábios contraídos num «O». Repita a respiração mais uma vez, antes de passar para o Tibetano nº 3.

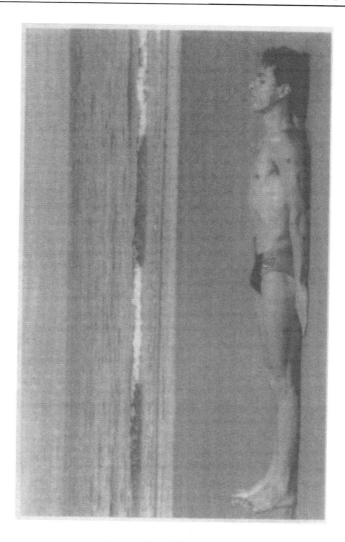

ILUSTRAÇÃO 3: Deite-se de costas sobre um tapete. As pernas devem ficar completamente esticadas, os calcanhares devem estar flexionados e juntos. Os braços devem ficar esticados ao longo do corpo, com as palmas das mãos esticadas e voltadas para o chão.

76 ◉ Os Cinco Tibetanos

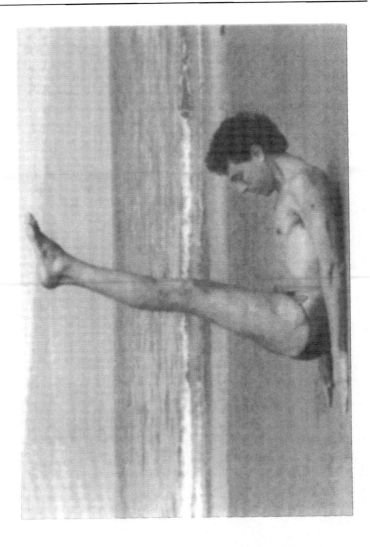

Ilustração 4: Inspire pelo nariz, eleve as pernas um pouco acima de noventa graus, levantando ao mesmo tempo a cabeça até encostar o queixo no tórax.

Tibetano nº 3

Ajoelhe-se com os dedos dos pés apoiados no chão. Os joelhos devem estar separados cerca de dez centímetros. Coloque as palmas das mãos na parte posterior das coxas, logo abaixo dos glúteos. Mantenha a coluna ereta e o queixo pressionado contra o tórax (ilustração 5).

Inspire pelo nariz, flexionando as costas para trás, a partir da cintura. Deixe a cabeça cair totalmente para trás, do modo mais confortável possível (ilustração 6). Suas mãos devem apoiar seu peso, à medida que você se inclina para trás. Volte à posição inicial, ao mesmo tempo expirando pelo nariz ou pela boca. Repita todo o exercício vinte e uma vezes, num movimento regular e ininterrupto.

Quando terminar, fique de pé com os pés juntos e as mãos nos quadris (ilustração 2). Inspire profundamente pelo nariz. Expire pela boca com os lábios contraídos num «O». Repita a respiração mais uma vez antes de passar para o Tibetano nº 4.

78 ◎ Os Cinco Tibetanos

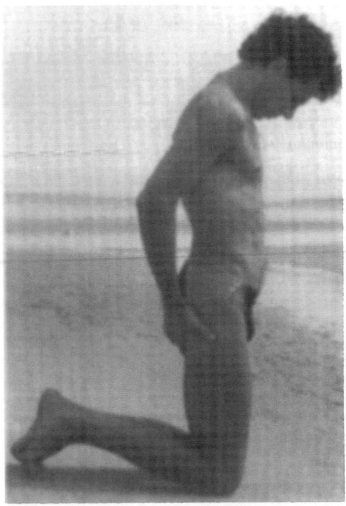

Ilustração 5: Ajoelhe-se com os dedos dos pés apoiados no chão. Os joelhos devem estar separados cerca de dez centímetros. Coloque as palmas das mãos na parte posterior das coxas, logo abaixo dos glúteos. Mantenha a coluna ereta e o queixo pressionado contra o tórax.

Os Cinco Tibetanos ⊛ 79

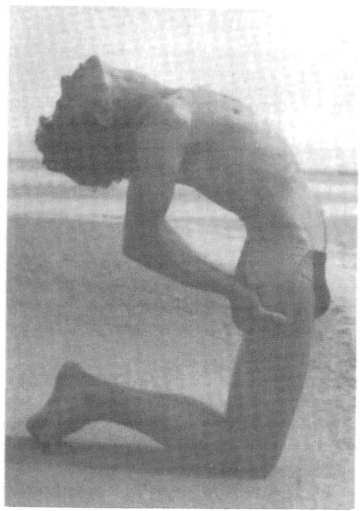

ILUSTRAÇÃO 6: Inspire pelo nariz, flexionando as costas para trás, a partir da cintura. Deixe a cabeça cair totalmente para trás do modo mais confortável possível.

Tibetano nº 4

Sente-se com as costas retas e as pernas esticadas à sua frente. Apóie as palmas das mãos abertas no chão, ao lado dos quadris. A posição das mãos é muito importante: elas devem ser colocadas exatamente ao lado dos quadris. Pressione o queixo contra o tórax (ilustração 7).

Inspirando pelo nariz, levante os quadris, ao mesmo tempo que apóia a sola dos pés no chão e deixa a cabeça cair totalmente para trás (ilustração 8). Você chegará a uma posição em que o tronco fica paralelo ao chão, enquanto os braços e pernas ficam em posição perpendicular. Expire pelo nariz ou pela boca ao voltar para a posição inicial. Repita esse movimento vinte e uma vezes num ritmo regular e ininterrupto. Não deixe que os pés escorreguem. Eles devem se manter no mesmo lugar durante todo o exercício. Os braços também não devem dobrar, e todo o movimento deve ser executado com um giro na articulação dos ombros.

Fique de pé depois de terminar o exercício, com os pés juntos e as mãos nos quadris (ilustração 2). Inspire profundamente pelo nariz. Expire pela boca, com os lábios contraídos num «O». Repita a respiração mais uma vez antes de passar para o Tibetano nº 5.

OS CINCO TIBETANOS ⊙ 81

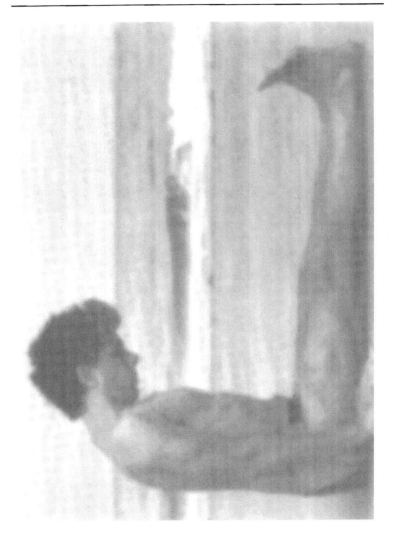

ILUSTRAÇÃO 7: Sente-se com as costas retas e as pernas esticadas à sua frente. Apóie as palmas das mãos abertas no chão, ao lado dos quadris. A posição das mãos é muito importante: elas devem ser colocadas exatamente ao lado dos quadris. Pressione o queixo contra o tórax.

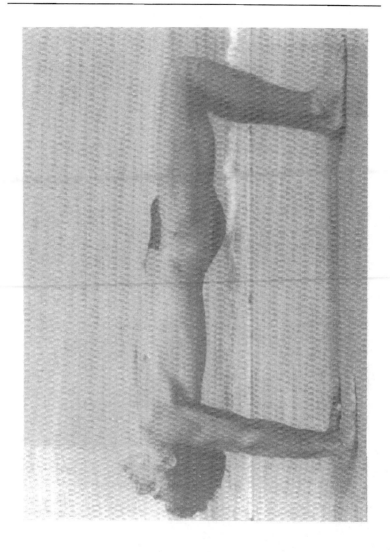

Ilustração 8: Inspirando pelo nariz, levante os quadris, ao mesmo tempo que apóia a sola dos pés no chão e deixa a cabeça cair totalmente para trás.

Tibetano nº 5

Comece o exercício apoiando-se nas palmas das mãos e na ponta dos pés. Os pés e as mãos devem ficar separados cerca de sessenta centímetros. A cabeça fica posicionada para cima e para trás (ilustração 9). Mantendo os braços e pernas retos, inspire pelo nariz ao mesmo tempo que levanta os quadris e pressiona o queixo contra o tórax, formando um triângulo perfeito com o corpo (ilustração 10). Expire pelo nariz ou pela boca, voltando para a posição inicial. Exceto pelas palmas das mãos e a ponta dos pés, seu corpo não toca o chão durante todo o exercício, e seus braços e pernas também não devem dobrar. Repita todo o movimento vinte e uma vezes num ritmo regular e ininterrupto.

Ao terminar o exercício, fique de pé, com os pés juntos e as mãos nos quadris (ilustração 2). Inspire profundamente pelo nariz. Expire pela boca com os lábios contraídos num «O». Repita a respiração mais uma vez.

Depois de terminar de executar todos os cinco exercícios, fique deitado de costas e relaxe durante alguns minutos. Procure manter a respiração suave e regular. Procure também observar as novas sensações que passam pelo seu corpo.

84 ❂ Os Cinco Tibetanos

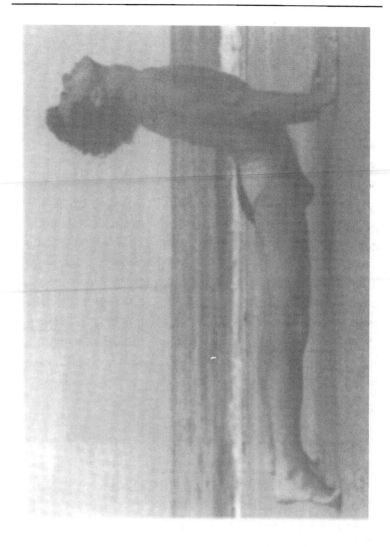

Ilustração 9: Comece o exercício apoiando-se nas palmas das mãos e na ponta dos pés. Os pés e as mãos devem ficar separados cerca de sessenta centímetros. A cabeça fica posicionada para cima e para trás.

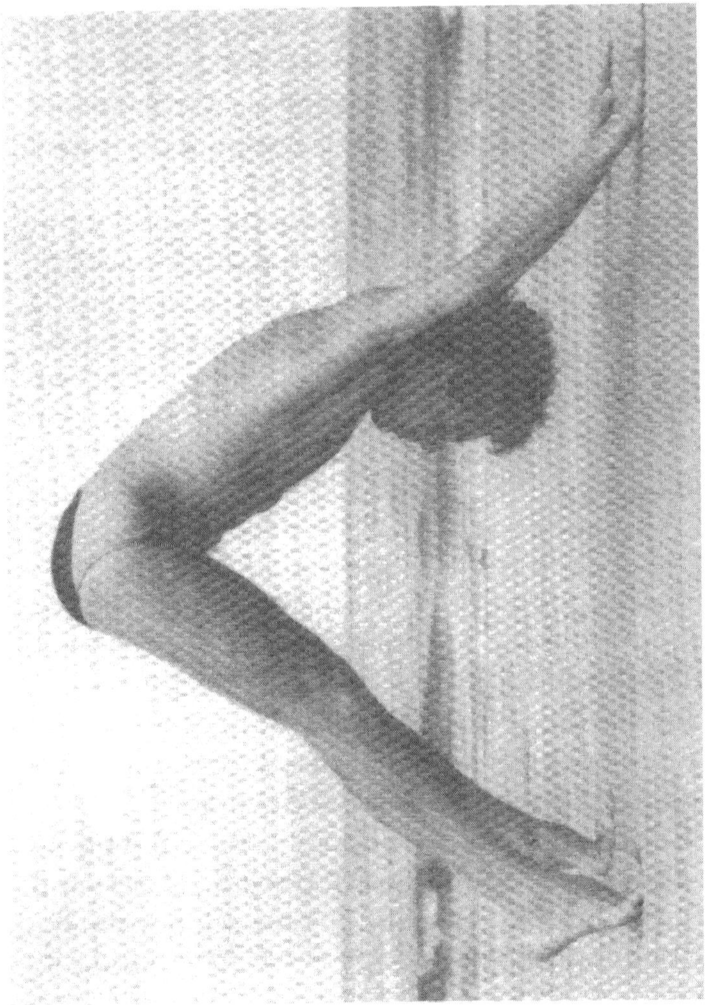

OS CINCO TIBETANOS ❂ 85

ILUSTRAÇÃO 10: Mantendo os braços e pernas retos, inspire pelo nariz, ao mesmo tempo que levanta os quadris e pressiona o queixo contra o tórax, formando um triângulo perfeito com o corpo.

Um Complemento para os Cinco Tibetanos

Segundo o relato de Peter Kelder, os Cinco Tibetanos foram criados numa comunidade monástica cujos membros eram celibatários. O celibato é um padrão comum às sociedades monásticas — pelo menos essa é a regra clássica. O fato é que em muitas das comunidades monásticas, quer indianas, quer católicas, muçulmanas ou budistas, acontece muita atividade sexual ilícita. Isso acontece porque nós somos seres sexuados. Para muitas pessoas, o celibato é um insuportável exercício de frustração.

Muitas religiões e tradições espirituais consideram a atividade sexual como um desvio das buscas «mais elevadas», argumentando que atender aos apetites da carne é o mesmo que negligenciar as aspirações da alma. Assim, em geral, exige-se que monges e freiras vivam sem sexo. Mas é um fato bem documentado que essa privação conduz a ligações clandestinas. As freiras se relacionam com outras freiras, os sacerdotes com outros sacerdotes, os monges com outros monges e, por sua vez, sacerdotes, monges e freiras se relacionam com seus seguidores e assim por diante. Os seres humanos simplesmente não foram feitos para viver sem um contato íntimo. Se a sexualidade não pode se desenvolver livre e abertamente, ela vai se manifestar de modo clandestino e distorcido.

Além da crença de que o sexo desvia o *espírito de* metas mais elevadas (eu considero o sexo como um poderoso instrumento do espírito), algumas tradições ensinam que a perda dos fluidos sexuais tem como resultado uma diminuição da energia vital. Embora fale-se em ejaculação em geral com relação à liberação do sêmen pelo homem, ela também pode indicar a liberação de fluidos sexuais pela mulher durante a relação sexual.

O exercício apresentado a seguir é um complemento dos Cinco Tibetanos, cuja finalidade é evitar a perda de energia vital devido à perda de fluidos sexuais. Os tibetanos recomendavam esse exercício para o controle dos impulsos sexuais, para evitar a ejaculação e para fazer subir a energia sexual ao longo da coluna, transformando-a em força espiritual. Eu gostaria de enfatizar que eu pessoalmente não recomendo esse tipo de atitude. Se você é celibatário e esse estilo de vida é adequado a você, esse exercício vai aliviar a tensão e ajudar você a lidar com mais eficácia com a energia acumulada. Para a maioria de nós que somos sexualmente ativos, esse exercício é muito útil para fortalecer as glândulas sexuais, melhorando com isso a atividade sexual. Para alguns homens, esse exercício ajudará a controlar a ejaculação, ajudando dessa forma a manter a relação sexual por mais tempo. Em resumo, este exercício oferece benefícios a todos os que o praticarem, sejam ou não celibatários.

O "Sexto Tibetano"

Fique de pé, com as mãos nos quadris e os pés separados cerca de dez centímetros (ilustração 11). Nessa posição, inspire longa e profundamente pelo nariz. Expire pela boca, com os lábios contraídos num «O». Incline-se para a frente à medida que expira, apoiando as mãos sobre os joelhos (ilustração 12).

Nessa posição inclinada, procure expelir todo o ar dos pulmões, até que o abdômen esteja bem puxado para dentro. Mantendo a respiração presa e o abdômen para dentro, volte à posição ereta com as mãos sobre os quadris (ilustração 13). Mantenha a respiração presa por alguns segundos. Inspire lenta, longa e profundamente e relaxe.

Repita o exercício no máximo três vezes. Mantenha-se com os pés juntos e as mãos nos quadris (ilustração 2). Inspire profundamente pelo nariz. Expire pela boca, com os lábios contraídos num «O». Repita a respiração mais uma vez.

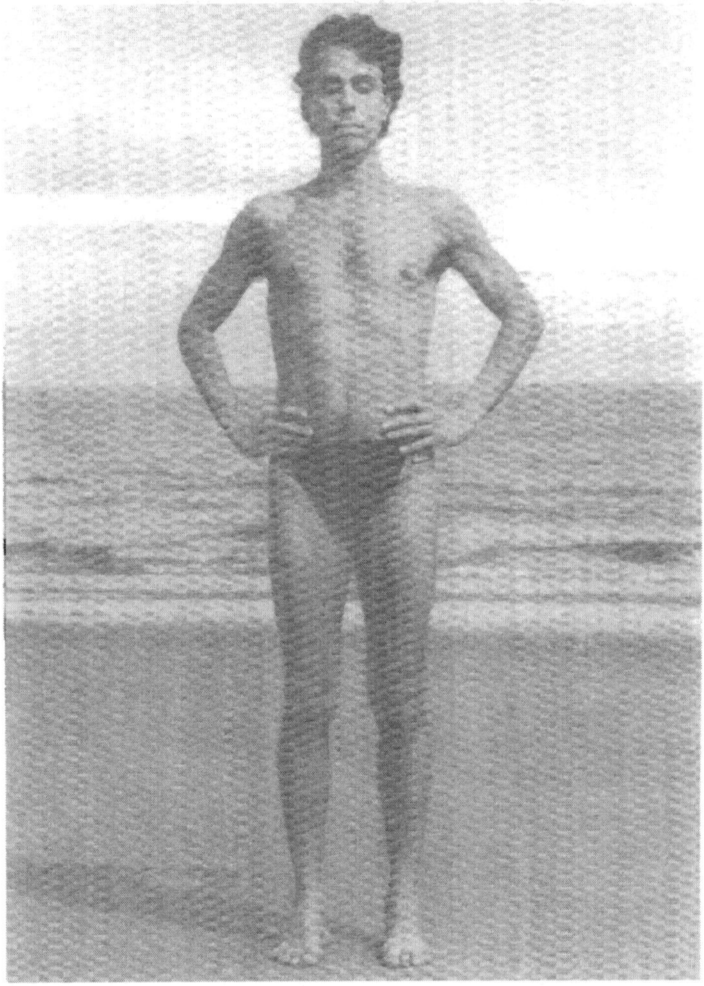

Os Cinco Tibetanos ❂ *89*

ILUSTRAÇÃO 11: Fique de pé, com as mãos nos quadris e os pés separados cerca de dez centímetros. Nessa posição, inspire longa e profundamente pelo nariz. Expire pela boca, com os lábios contraídos num «O».

90 ◎ Os Cinco Tibetanos

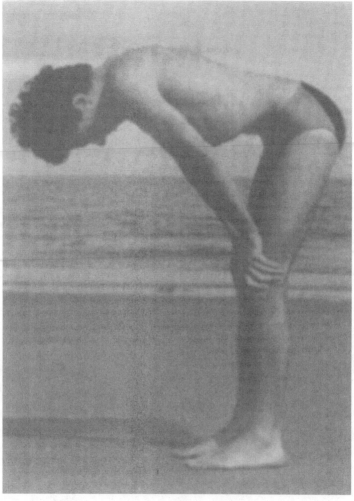

ILUSTRAÇÃO 12: Incline-se para a frente à medida que expira, apoiando as mãos sobre os joelhos. Nessa posição inclinada, procure expelir todo o ar dos pulmões, até que o abdômen esteja bem puxado para dentro.

OS CINCO TIBETANOS ◎ 91

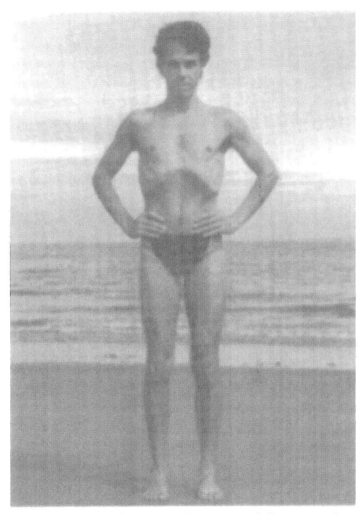

ILUSTRAÇÃO 13: Mantendo a respiração presa e o abdômen para dentro, volte à posição ereta com as mãos sobre os quadris. Mantenha a respiração presa por alguns segundos. Inspire lenta, longa e profundamente e relaxe.

Como, Quando e Onde Praticar

Uma versão resumida deste capítulo poderia simplesmente dizer: «Pratique os Cinco Tibetanos em qualquer lugar e a qualquer hora. Você se beneficiará com isso.» É verdade. No entanto, existem condições que tornarão essa prática mais fácil, mais confortável e que trarão o máximo de benefícios em termos de energia.

HORA DO DIA

Você pode praticar os Cinco Tibetanos a qualquer hora do dia; mas, para melhores resultados, recomendamos que você os pratique de manhã, antes do desjejum, ou à noite, antes de ir para a cama. Eu prefiro praticá-los logo de manhã, depois do banho, pois esses exercícios proporcionam um bom pico energético para o dia todo, o que eu acho extremamente benéfico. A prática dos Cinco Tibetanos à noite em geral induz a um sono mais profundo e pode diminuir sua necessidade de sono. Mas algumas pessoas acham que ficam tão energizadas depois de praticá-los que não conseguem dormir e ficam rolando na cama ou com o olho pregado no teto. Você poderá experimentar, para determinar o horário de sua preferência. Se se entusiasmar muito com os Cinco Tibetanos, você poderá praticá-los de manhã *e* à noite.

A Limpeza Está Realmente Próxima da Divindade?

É uma questão em aberto se a limpeza é um critério primário para a divindade; no entanto, estar limpo para a prática dos Cinco Tibetanos é uma boa idéia. Eu prefiro tomar banho antes de praticá-los, embora algumas pessoas transpirem tanto que preferem tomar banho depois. Mas, pelo menos, lave o rosto e as mãos como preparação para os exercícios.

Sua prática de yoga vai parecer-lhe mais especial se você se preparar limpando o corpo antes. Esse é um modo de dar um pouco mais de atenção à sua *prática*, da mesma forma que você se veste para ir à igreja. Na verdade, não existe lei alguma que proíba as pessoas de usar *shorts* e camisetas na igreja; mas o fato de colocar nossas roupas melhores e mais limpas introduz uma dimensão extra de reverência na nossa prática. Uma vez que tudo o que fazemos envolve uma ou outra atitude mental, colocar-se num estado mental no qual sua prática esteja como algo especial traz benefícios para a sua experiência.

Pratique de Estômago Vazio

É melhor praticar os Cinco Tibetanos pelo menos três horas depois de ter comido. Você poderá sentir náuseas se praticá-los de estômago cheio. Quando seu estômago está cheio de comida, uma grande quantidade de sangue e energia circulatória fica concentrada nos órgãos da digestão. O ideal é liberar a circulação para a prática da yoga, deixando o sangue fluir livremente pelo corpo todo.

Temperatura e Ar

Sempre que possível, pratique os exercícios num ambiente nem muito quente nem muito frio e que seja bem ventilado.

As Roupas

Use roupas soltas, que não restrinjam os movimentos, de preferência feitas de algodão. Quanto menos roupas melhor. Praticar os exercícios com um mínimo de roupas vai dar a você liberdade de movimento.

Onde Praticar

Se possível, mantenha um espaço reservado exclusivamente para a prática da yoga. Se isso não for possível, certifique-se de que o lugar onde você pratica os exercícios esteja sempre limpo e arrumado. É melhor praticar os exercícios sobre uma esteira ou tapete que sobre uma superfície dura.

Uma Atitude de Gratidão

Procure fazer com que sua prática da yoga seja um momento especial, um momento em que você possa cuidar do que está fazendo, dando a isso uma atenção especial. Na medida em que os Cinco Tibetanos trazem tantos benefícios para sua saúde e bem-estar geral, você deve valorizá-los e considerá-los com respeito e atenção. Você vai valorizar sua experiência com eles se praticá-los numa atitude positiva e de reconhecimento por esses benefícios.

Ao contrário de muitas outras formas de busca pessoal, a prática dos Cinco Tibetanos não exige um equipamento especial, nem um ambiente específico, nem um clima especial, nem ninguém mais, a não ser você mesmo. Ao observar as poucas e simples diretrizes que apresentamos aqui, você vai ter mais facilidade para praticá-los e sentirá os benefícios oferecidos por esses exercícios aos quais nenhum outro se iguala.

Yoganidra

Uma das principais coisas que se deve aprender na prática da yoga é a arte do relaxamento profundo. A maioria das pessoas busca programas de redução do *stress*, cursos de realimentação biológica ou aulas de relaxamento com o único objetivo de aprender a relaxar. Para o praticante da yoga, o relaxamento profundo é uma capacidade fundamental, tanto por si mesmo quanto para sua prática, mas também uma porta de acesso para outras experiências, como o sono consciente, a cura de si mesmo e a exploração da imensidão do desconhecido. As capacidades que estão presentes na prática do relaxamento profundo fazem parte de um processo chamado *yoganidra*. Conhecida como o sono iogue, a *yoganidra* consiste numa sintonia com — bem como um controle sobre — as forças energéticas que percorrem o corpo e que são parte de um oceano energético universal.

O RELAXAMENTO PROFUNDO

O ponto central da prática da *yoganidra* é aprender a relaxar de modo profundo. Tendo ensinado yoga por mais de duas décadas, sei como pode ser difícil uma coisa tão simples como o relaxamento. Tenho visto estudantes de yoga inquietos, ansiosos e tensos, quando deveriam estar relaxando. Embora o relaxamento seja um ato da vontade, ele envolve a renúncia do controle, a passividade e o abandono da tensão. Não é possível relaxar e ao mesmo tempo manter um controle firme; mas é *possível* relaxar voluntariamente, mantendo um estado de alerta e lucidez de consciência, enquanto seu corpo parece fugir do seu controle. O relaxamento profundo exige uma certa confiança. Você tem de estar disposto a abandonar a tensão, acreditando que tudo vai estar bem.

Para iniciar a prática do relaxamento profundo, faça o seguinte: coloque-se em posição deitada, de costas, com as pernas esticadas e os pés separados cerca de trinta centímetros. Os braços devem estar esticados, com as palmas das mãos voltadas para cima e *as mãos* a cerca de vinte centímetros do corpo (ilustração 14).

Os olhos devem ficar fechados. Verifique se a temperatura ambiente não está muito baixa e se suas roupas não estão restringindo seus movimentos. Nessa posição, mantenha a respiração longa e lenta. Cada vez que expirar, deixe seu corpo afundar no chão, como se a força da gravidade estivesse aumentando.

Depois de alguns minutos, você poderá iniciar o exercício de relaxamento sistemático. Comece prestando atenção a seus pés. Respirando lentamente, sinta seus pés tão intensamente quanto puder. À medida que você inspira e expira, elimine conscientemente toda a tensão de seus pés. A seguir, desloque sua atenção para as pernas. Mantendo uma respiração suave, deixe os músculos das pernas relaxar completamente. Repita o processo com os joelhos, coxas, pélvis, parte inferior do abdômen, glúteos e região lombar das costas; abdômen médio e parte média das costas; tórax e região cervical das costas; antebraços, braços, mãos, pescoço e rosto. Use tanto tempo quanto necessário para aplicar total atenção a cada parte do seu corpo. Se proceder cuidadosa e sistematicamente, você ficará surpreso com a profundidade com que conseguirá relaxar.

Depois de percorrer sistematicamente todo o seu corpo, relaxando conscientemente cada parte, procure respirar tão delicada e suavemente quanto possível. Concentre sua atenção na respiração de modo bem solto. Não procure se concentrar intensamente; apenas fique atento, do modo mais à vontade possível. No iní-

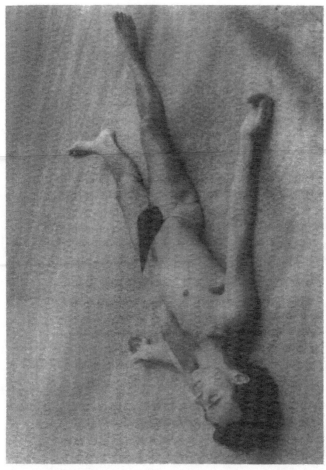

ILUSTRAÇÃO 14: Relaxamento profundo na posição deitada. Deite-se de costas, com as pernas esticadas e os pés separados cerca de trinta centímetros. Os braços devem estar esticados, com as palmas das mãos voltadas para cima e as mãos a cerca de vinte centímetros do corpo. Os olhos devem ficar fechados. Mantenha uma respiração lenta e prolongada. A cada vez que expirar, deixe seu corpo afundar no chão, como se a força de gravidade estivesse aumentando.

cio, isso pode parecer difícil, mas com o tempo você vai se familiarizar com essa prática.

Nesse ponto, você pode acabar dormindo. Não há problema em fazer isso. Muitas pessoas consideram esse processo de relaxamento progressivo um excelente preparo para uma boa noite de sono. Especialmente se você for uma pessoa tensa, o relaxamento seguido do sono pode ser exatamente o que você precisa fazer na sua prática inicial de *yoganidra*. Pratique essa técnica de relaxamento profundo diariamente por pelo menos um ou dois meses antes de passar para os estágios seguintes.

SONO CONSCIENTE

O estágio seguinte de *yoganidra* é um pouco mais difícil que o primeiro. Ele requer a passagem por todo o processo de relaxamento progressivo acima descrito, porém mantendo, ao mesmo tempo, a mente totalmente desperta e alerta. Isso a princípio é difícil, porque a maioria das pessoas associa deitar-se e relaxar com preparação para dormir. Assim, é necessário aqui um ato da vontade. Você precisa prestar muita atenção no modo sutil como seu corpo relaxa, mas ao mesmo tempo manter-se preso a um núcleo desperto — uma parte de sua mente que permanece clara e consciente — sem cair no sono.

Se conseguir entrar em relaxamento profundo e manter a mente alerta, cedo ou tarde você fará a descoberta surpreendente de que seu corpo na verdade está completamente adormecido, mas você está acordado! Eu descobri isso de um modo muito engraçado. Como eu tenho a tendência a ressonar um pouco quando durmo de costas, a primeira vez que dormi com a mente acordada, tive a curiosa e engraçada sensação de ficar ali, ouvindo os sons suaves do meu corpo ressonando.

Desenvolver a capacidade de dormir mantendo a consciência alerta é um modo de começar a conquistar controle voluntário sobre nossas funções involuntárias. Se você se aprofundar na prática da yoga, com o tempo você descobrirá que pode voluntariamente alterar a pressão sangüínea, as ondas cerebrais, as batidas do seu coração e muitos outros processos supostamente involuntários. O controle consciente dessas funções favorece o prolongamento da vida e o aumento da energia. O desenvolvimento da capacidade de dormir mantendo a consciência alerta é fundamental para os estágios seguintes da *yoganidra*. Pode levar meses até que você domine essa prática; mas se você se dedicar, com o tempo irá descobrir que pode fazer seu corpo dormir, manter sua mente em estado de meditação e acordar depois de dez ou vinte minutos, sentindo-se profundamente descansado e revigorado, *como se tivesse* tirado uma soneca e meditado.

Como Curar a Si Mesmo

Tendo aprendido a atingir um estado de relaxamento profundo em que sua mente permanece totalmente alerta, você está preparado para aprender a curar a si mesmo. Existe um provérbio que diz: «Se você pode sentir isso, também pode mover isso.» Esse é um princípio fundamental da prática de curar a si mesmo. Digamos que você está com o nariz congestionado e dor de garganta. Depois de se colocar num estado de relaxamento profundo, como o descrito acima, concentre sua atenção no *sinus* nasal e na garganta, prestando atenção ao que você sente nessas áreas. Não se apresse; talvez sejam necessários vários minutos até você conseguir sentir bem essas áreas. Sem tentar forçar nada, simplesmente concentre-se no sentimento de que essas áreas vão recuperar sua função própria e normal. Deixe sua concentração solta; não tente forçar nada. Apenas pense na cura que está ocorrendo como algo naturalmente esperado. Preste atenção às suas sensações, continuando a não forçar nada.

É nesse ponto que entram em cena as correntes energéticas do corpo. Se você estiver num estado de relaxamento profundo, bastará o pensamento bem orientado para alterar o fluxo de energia no seu corpo e restabelecer o bom estado de sua saúde. Isso pode parecer simples, e de fato é. Mas não confunda simples com fácil. Você precisa entrar num estado de profundo relaxamento; caso contrário, você experimentará o método e achará que ele não funciona. Você precisa estar tão relaxado que não haja tensão interferindo na sua concentração, para que seja possível a restauração da saúde e do equilíbrio. A saúde, afinal de contas, é um estado de energia dinâmica, de equilíbrio e vitalidade. É um estado de bem-estar dinâmico e não apenas a ausência de doença. Uma coisa que todo verdadeiro iogue compreende é que a saúde do corpo pode ser manipulada e controlada por uma mente bem concentrada. Você descobrirá com a prática correta do método de cura *yoganidra* que pode alterar sua saúde quando está doente ou sente dor. Talvez você não consiga a cura total, mas você conseguirá melhorar bastante sua saúde e se sentir melhor. Mas o segredo disso é a prática. Se você dedicar tempo para treinar bem, ficará surpreso ao ver como você mesmo pode melhorar sua saúde quando é preciso. É uma prática fantástica que nos faz sentir mais capazes.

Exploração do Desconhecido

Além do relaxamento, do sono consciente e da cura de si mesmo está o desconhecido. Eu posso dizer muito pouca coisa sobre ele, exceto o seguinte. Todos vivemos no mundo mergulhados num sentimento de normalidade, isto é, na crença de que as coisas são de um certo modo e de que existe uma certa *previsibilidade* na vida. Isso, em grande parte, é verdade. A grama que cresce é longa e verde e não roxa e quadrada, e o Sol aparece e desaparece todos os dias. Assim, num certo sentido existe uma certa previsibilidade na vida, mas essa previsibilidade contradiz o imenso mistério que nos cerca.

Depois de ter aprendido todos os estágios anteriores da *yoganidra*, você está preparado para experiências simplesmente impossíveis de se prever, pois só você pode ter acesso a elas: as experiências serão suas, e não minhas. O que eu posso dizer é que estive nos lugares mais estranhos, se é que eram realmente «lugares». Eu me vi cercado por chamas azuis e laranja, encontrei divindades e seres de todos os tipos e atravessei longas cadeias em dupla espiral de DNA rumo a domínios que não posso descrever, porque simplesmente não tenho palavras adequadas para isso. Eu vi o que me pareceram ser galáxias surgindo em meio ao escuro nada do espaço infinito e desaparecendo novamente no nada, como se bilhões de anos pudessem ser condensados em minutos de experiência.

A chave para a aventura de uma viagem em *yoganidra* é desenvolver a capacidade de se deixar levar. É verdade que não importa o quanto você esteja relaxado, você poderá automaticamente se ver tenso, se de repente começar a atravessar um longo túnel brilhantemente iluminado a uma velocidade frenética. Isso é perfeitamente compreensível. Talvez nesse momento você chegue à conclusão de que uma viagem como essa simplesmente não é algo para você. Mas se a sua curiosidade e o seu senso de aventura superarem seus temores e a sensação de pânico diante das experiências assombrosas e muitas vezes bizarras, então é indispensável que você se deixe levar por elas. Algo que me ajuda a ir em frente com as mais estranhas explorações em *yoganidra* é a lembrança de que o universo não é um lugar hostil. E não é. Sem dúvida, existe também muito perigo. Mas o universo é basicamente acolhedor, e não hostil. Saber isso pode ajudar.

Os textos de yoga estão cheios de convites para esse tipo de experiência, mas eles não relatam as próprias experiências. O mapa não é o território. O que vai acontecer a você e aonde você irá, se você se deixar levar, é algo que só você poderá descobrir. Se praticar a *yoganidra*, você terá todo o preparo que é possível para algumas aventuras estranhas e maravilhosas no seu «espaço interior». Nós vivemos num imenso universo com realidades paralelas e outros incontáveis domínios, seres e estados diferentes dos que em geral encontramos quando estamos acordados, dormindo e sonhando. Como você vive aqui, talvez você queira sair um pouco e dar uma espiada nisso tudo.

A Meditação Kundalini

Para usar uma expressão um tanto desgastada, mas adequada, a meditação não é o que você *pensa*. Ela está além do pensamento, além de nossas experiências típicas de acordar, dormir e sonhar. Por outro lado, no entanto, podemos estar em meditação, ao mesmo tempo que permanecemos nesses estados normais do cotidiano. A meditação é um processo muito simples, mas também misterioso em termos do que ela revela quando a praticamos. Sua prática é de fácil acesso: qualquer um de nós pode sentar-se e começar a meditar. No entanto, ela também é algo a ser cultivado durante toda a vida, como a pérola que se forma a partir de um irritante grão de areia. A meditação existe no filamento de linha que separa o negativo do positivo, o conhecido do desconhecido. Ela começa como uma prática, uma técnica, e com o tempo se torna indistinguível de tudo o mais. Ela faz parte deste mundo e, no entanto, abre as portas para outros mundos. A meditação é tanto um método quanto um modo de ser que permeia tudo em nossa vida.

Existem centenas de técnicas de meditação que se originam das diferentes tradições que recobrem todo o espectro do espiritual. Em todas as suas formas, os métodos de meditação clareiam a mente, expandem nossa percepção e promovem a harmonia interior. Não existe uma técnica de meditação única e definitiva; ao contrário, as diferentes práticas são adequadas aos diferentes temperamentos das pessoas em particular. Ao mesmo tempo, a maioria dos métodos produz benefícios a quem quer que queira investir tempo e energia neles. A prática é essencial para a meditação. Ela não é como um pedaço de torta, que podemos beliscar um pouco para decidir se gostamos ou não. É necessário tempo, energia, concentração e prática regular para se descobrir a força e o valor de qualquer forma válida de meditação. Experiências ocasionais com a meditação não farão grande coisa, a não ser criar a sensação de uma salada mista espiritual. Somente a persistência produz as recompensas da prática da meditação.

A bibliografia ocultista sensacionalista tem propagado expectativas extravagantes sobre a *meditação*, sugerindo que ela teria o poder de elevar-nos do confinamento da nossa forma mortal e lançar-nos nos vastos e novos domínios da experiência, permitindo que nos comuniquemos com anjos e espíritos desencarnados. Não estou afirmando que essas coisas não possam acontecer, mas a verdade é que *toda expectativa* resulta em prejuízo da prática da meditação, pois as expectativas são abstrações mentais. A mente em meditação, ao contrário disso, é como um espelho brilhante, delicadamente polido e sem imagens próprias; um espelho que reflete de modo magnífico tudo o que aparece diante dele. Através da meditação, você se tornará claramente consciente de cada momento e permanecerá presente, no aqui e no agora, a cada momento. A meditação pode pôr muita energia em movimento e levar a experiências e a estados de consciência extraordinários. Mas o fundamental para se conseguir o acesso a estados de consciência extraordinários é eliminar as expectativas, não procurar prever nada, afastar as noções preconcebidas, o que sem dúvida é mais fácil dizer do que fazer.

A meditação funciona de modo muito diferente do pensamento. Ao pensar, a mente fica cheia de símbolos — imagens visuais, palavras ou outros produtos mentais que de alguma forma descrevem a vida. Mas a meditação envolve o mergulho na vasta e ilimitada imensidão da consciência pura, para além da abstração e dos símbolos. As experiências da meditação, como visões e sensações de grande energia, surgem quando liberamos a mente, e não quando as desejamos ou ficamos esperando por elas. Isso é um tanto paradoxal. Quando suspendemos o pensamento e a abstração, sobra espaço para que as experiências ocorram espontaneamente, provindo do fluxo eterno de energia e inteligência. Essas experiências, por mais interessantes e atraentes que sejam, não passam de resíduos, de aparências. Em si mesmas e por si mesmas elas não são nada de especial ou importante. Elas de forma alguma são o resultado final da meditação. O real benefício da meditação é uma mente clara e cristalina.

Um amigo meu esteve uma vez num longo retiro para meditação. Durante algumas semanas, ele teve muitas experiências intensas e inusitadas. Ele se sentiu flutuar no espaço, sentiu-se como se fosse tão grande quanto um planeta, como se pudesse abraçar toda a criação. Houve ocasiões em que ele se sentiu saindo do corpo e ocasiões em que ele sentiu turbilhões de energia subindo pela sua coluna. Ele estava muito eufórico com as experiências; então foi até o professor que estava orientando o retiro e relatou-lhe o que havia acontecido. Depois que meu amigo contou tudo em detalhes, o professor olhou para ele e disse-lhe, com um sorriso caloroso e reconfortador: «Não se preocupe; isso vai passar.» Esse é o verdadeiro valor dessas experiências na meditação. Elas são como sinais ao longo da estrada. Não são a meta, mas apenas parte do cenário. São interessantes, mas não são o objetivo da prática. É apenas a clareza e pureza da mente que interessa.

Para conseguir melhores resultados da meditação, reserve um tempo para a prática diária e não se apresse. Não importa quanto tempo você reserve para a meditação, mas esse tempo tem de ser um momento em que você não seja perturbado por telefonemas, conversas ou outros estímulos do exterior que o distraiam. Você já terá suficientes distrações internas que o manterão ocupado, no esforço por conquistar um pouco de clareza mental. A princípio, você perceberá que é mais fácil meditar com o estômago vazio. Isso acontece porque, depois de uma refeição completa, a circulação do sangue nos órgãos da digestão está em seu pico, tornando a concentração difícil. Embora você possa meditar a qualquer momento, em geral fica mais fácil se você reservar um momento no período da manhã, ao acordar, ou à noite, antes de ir dormir.

Da mesma forma que na prática da yoga, use roupas folgadas, que não restrinjam seus movimentos. Se puder, medite em meio à natureza, como por exemplo em meio às árvores ou na praia. A natureza facilita a meditação porque nós somos provenientes dela, e ela constitui uma grande parte de quem e do que nós somos. Qualquer que seja o lugar que você reserve para a meditação, mantenha-o limpo, arrumado e agradável. Se puder, reserve um lugar especial, exclusivamente para a meditação, mesmo que seja o cantinho de uma sala. Crie uma atmosfera de respeito para com o lugar. Mantenha flores no local e faça dele um lugar especial.

Os métodos a seguir abrangem a prática completa da meditação kundalini. Cada um deles tem a função de abrir os canais do sistema de energia humana, para liberar o fluxo da kundalini. A prática da meditação kundalini elimina as obstruções do fluxo de energia, liberando para a mente a imensa energia necessária para que ela se mantenha completamente atenta ao momento presente. Lembre-se que a finalidade da meditação não é o acesso a uma gama de experiências fantásticas, embora elas provavelmente ocorram num momento ou outro. Ao contrário, a finalidade é trazer nossa atenção para o presente, para que a mente se mantenha cristalina, vigorosamente clara e dinamicamente desperta e consciente. A meditação torna possível viver completa e plenamente o momento — e isso é tudo.

Eu descrevo cuidadosamente aqui quatro métodos de meditação; cada um deles exige a prática do anterior. Assim, recomendo que você comece por praticar o primeiro método durante pelo menos um mês antes de passar para o segundo. Pratique o segundo em combinação com o primeiro durante pelo menos esse mesmo período de tempo e, então, passe para o terceiro. Da mesma forma, pratique o terceiro pelo menos durante um mês antes de passar para o quarto. Não adianta nada você querer se apressar tentando praticar logo de imediato todos os métodos. Aprender a praticar corretamente cada uma das técnicas é *fundamental*, e isso exige tempo.

A Meditação dos Chakras

É neste ponto que tem início a meditação kundalini. Você precisará de meia hora para praticar corretamente este método, mas você pode meditar por mais tempo, se quiser e se se sentir bem.

Sente-se confortavelmente, com as pernas cruzadas. A posição de lótus é a ideal, mas em geral é muito desconfortável para a maioria das pessoas. Qualquer posição com as pernas cruzadas pode ser adotada, desde que você mantenha sua coluna tão ereta quanto possível. Você pode usar uma pequena almofada para apoiar as costas e para ficar mais fácil sentar-se ereto. Coloque as mãos sobre os joelhos. Deixe os olhos e a boca fechados. A ponta da língua deve estar tocando o palato superior.

Mantendo essa posição, respire suave e regularmente, durante alguns minutos. Ao mesmo tempo, procure eliminar toda a tensão de seus músculos, exceto a necessária para manter as costas retas. Relaxe bem os ombros, o abdômen e os músculos do rosto. Acalme a mente o máximo possível, à medida que vai respirando. Durante a meditação, a respiração é um elemento-chave. Não é necessário respirar longa e profundamente, mas a respiração deve ser regular e suave, um pouco mais profunda que a respiração normal e relaxada. Mantenha essa respiração durante toda a meditação.

Em seguida, dirija sua atenção ao primeiro chakra, *muladhara*, no períneo, o ponto bem na base da coluna, entre o ânus e os órgãos genitais. Focalize sua atenção nesse ponto por cerca de três minutos, mantendo a respiração lenta e regular. A cada respiração, sinta como se estivesse respirando bem a partir desse centro de energia. Tanto quanto possível, procure sentir esse ponto do seu corpo. Procure fazer isso de modo completamente descontraído para não criar tensão desnecessária.

A seguir, desloque sua atenção para o segundo chakra, *svadhisthana*, situado na região lombar, na altura dos órgãos genitais. Focalize sua atenção nesse ponto durante cerca de três minutos, mantendo a respiração lenta e regular. Novamente, a cada respiração, sinta como se estivesse respirando bem a partir desse centro de energia. Tanto quanto possível, procure sentir esse ponto de seu corpo.

O ponto seguinte a focalizar sua atenção é o terceiro chakra, *manipura*, situado junto à coluna, na região do plexo solar. Focalize sua atenção nesse ponto durante cerca de três minutos, mantendo a respiração lenta e regular. A cada respiração, sinta como se estivesse respirando bem a partir desse centro de energia, através do plexo solar e da coluna. Tanto quanto possível, procure sentir esse ponto do seu corpo.

Concentre-se no quarto chakra, *anahata*, situado na coluna, em posição diretamente oposta ao *centro do tórax*. Focalize sua atenção nesse ponto durante cerca de três minutos, mantendo a respiração lenta e regular. A cada respiração, sinta como se estivesse respirando bem a partir do centro do tórax e a partir desse local da coluna. Tanto quanto possível, procure sentir esse ponto do seu corpo.

Agora concentre sua atenção no quinto chakra, *visuddha*, situado na coluna na altura do centro da garganta. Focalize sua atenção nesse ponto durante cerca de três minutos, mantendo a respiração lenta e regular. A cada respiração, sinta como se estivesse respirando bem a partir desse centro de energia. Tanto quanto possível, procure sentir esse ponto do seu corpo.

Desloque agora sua atenção para o «terceiro olho», o sexto chakra — *ajna* —, o ponto situado na base do nariz, entre as sobrancelhas. Focalize sua atenção nesse ponto durante cerca de três minutos, mantendo a respiração lenta e regular. A cada respiração, sinta como se estivesse respirando bem a partir do «terceiro olho», enviando um feixe de energia para fora, à sua frente. Tanto quanto possível, procure sentir esse ponto do seu corpo.

Do terceiro olho, leve sua atenção para o chakra da coroa, *sahasrara*, no topo da cabeça. Focalize sua atenção nesse ponto durante cerca de três minutos, mantendo a respiração lenta e regular. A cada respiração, sinta como se estivesse respirando bem a partir desse centro de energia. Tanto quanto possível, procure sentir esse ponto do seu corpo, como se o topo de sua cabeça estivesse em chamas, inundado de energia.

Do chakra da coroa, desloque sua atenção para o espaço que envolve o seu corpo, a aura. A aura é um invólucro de energia que é irradiada do corpo em todas as direções. Focalize sua atenção nesse invólucro de energia, que se estende até cerca de trinta centímetros de distância ou mais de seu corpo. A cada respiração, sinta como se a aura se tornasse cada vez mais concentrada, com a presença de mais energia. Tanto quanto possível, sinta esse espaço ao seu redor.

Depois de ter concentrado sua atenção em todos os chakras até chegar à aura, sente-se quieto, respirando lenta e regularmente, para que todo o seu sistema assimile o fluxo de energia que resulta dessa prática. Deixe sua mente tão quieta e tranquila quanto possível. Não espere nada, não tente provocar nenhuma experiência específica. Apenas procure se manter tão consciente do momento quanto possível, de sua postura corporal, da respiração fluindo para dentro e para fora, da sensação do ar ao seu redor, dos cheiros e do que está à vista, ao seu redor. Procure estar consciente de tudo o que ocorre ao seu redor, tão intensamente quanto possível, sem se prender mentalmente a nenhuma dessas sensações. Tudo é apenas aparência; deixe que suas sensações simplesmente vão e venham, sem nenhum esforço seu. Termine sua prática nesse estado de atenção.

Quando terminar, respire lenta e profundamente duas vezes. Esfregue as mãos vigorosamente e depois passe-as devagar pelo rosto, como se o *estivesse lavando*. Abra os olhos lentamente e relaxe por um minuto ou dois antes de voltar a se movimentar mais ativamente.

Essa meditação abre todo o sistema dos chakras, infundindo-lhe energia. A respiração regular e a atenção bem focalizada são fundamentais para você realizá-la com êxito. A cada chakra, mantenha sua atenção tão concentrada quanto possível. Evite desviar sua atenção, fixando-a nos chakras. Se perceber que está perdendo a concentração, procure trazer a atenção de volta ao centro sobre o qual você está atuando nesse momento. Não se apresse. Use o tempo que for necessário para sentir cada centro de modo intenso. Com o tempo, ficará cada vez mais fácil sentir esses pontos do corpo e perceber a energia fluindo através de você.

A Meditação do Cordão de Prata

Depois de ter praticado a meditação dos chakras durante pelo menos um mês, ou mais, você pode incluir na sua prática a meditação do cordão de prata. No *Vigyana Bhairava Tantra*, um dos discursos sagrados de Siva, o senhor dos iogues, existe uma descrição dessa meditação. O cordão de prata é o canal central de energia, *sushumna*, que corre pelo centro da coluna vertebral. O canal central é a contrapartida energética da medula espinhal e, como foi descrito no Capítulo 2, é o canal por onde flui a energia kundalini.

Mantenha a mesma posição descrita na técnica

anterior, com as pernas cruzadas, as costas eretas, os olhos e a boca fechados e a ponta da língua tocando o palato superior. As mãos ficam apoiadas sobre os joelhos. A respiração deve ser suave e regular. Comece executando a meditação dos chakras e a concentração sobre a aura. Depois de terminar essa meditação, dirija toda a sua atenção para a coluna vertebral, sentindo toda a sua extensão, da base até o final do pescoço. Faça isso por alguns minutos, para sentir totalmente sua coluna, da mesma forma que você faria ao prestar atenção cuidadosa a qualquer outra parte do seu corpo.

Depois de alguns minutos, imagine um longo cordão de prata percorrendo o centro de sua coluna, em toda a sua extensão. O núcleo do cordão de prata deve ser visualizado numa cor vermelha forte e viva. É algo muito parecido com um fio encapado, com a corda de prata como o material isolante, e o núcleo vermelho vivo como um fio muito fino no seu interior. A cada respiração calma e regular, concentre toda a sua atenção nesse cordão de prata com o centro vermelho brilhante. Imagine-o indo da base até o topo da sua coluna. Sinta sua coluna. Deixe que toda a sua atenção se concentre nela.

À primeira vista, essa meditação pode parecer um tanto simplista. Mas na verdade ela é de extrema importância e exige toda a atenção que você puder conseguir. À medida que você mantém firmemente no pensamento a imagem do cordão de prata com o núcleo vermelho, a energia kundalini flui pelo cordão, energizando todo o sistema de chakras. Você começa a se expandir — lentamente a princípio, mas depois de modo mais rápido. Não é incomum a sensação de conter em si toda a vastidão do espaço. Naturalmente, como eu já disse, as experiências provocadas pela meditação não são a meta. Elas não passam de aparências que se dissolvem. No entanto, é muito provável que esse método provoque uma sensação de expansão; assim, é bom você estar prevenido sobre isso. Você também pode sentir-se penetrado de um fluxo ilimitado de energia.

Pratique esse método tanto quanto quiser, procurando ir um pouco além do limite em que você se sente confortável. Isso ajudará você a ir um pouco além do ponto em que você se sente bem; esse é o ponto onde você atua no limite de sua capacidade de atenção.

A Meditação Nad Yoga

Depois de praticar a meditação dos chakras e a meditação do cordão de prata, o próximo passo é a *nad yoga*. Recomendo que você pratique antes os dois métodos anteriores, que lhe fornecerão bastante energia para usar nessa terceira técnica. Se não tiver muito tempo para a meditação, este método também pode ser praticado sozinho.

Você deparará com muitos fenômenos decorrentes da prática da meditação. Um deles é *nada*, a corrente sonora. *Nada* é uma corrente vibratória, um fluxo contínuo de som que atravessa absolutamente tudo. Provavelmente, você encontrará pela primeira vez essa corrente sonora durante a meditação porque é nesse momento que os sentidos estão mais vigorosos. Você encontra a corrente *nada* ouvindo-a. Como a corrente sonora é, na verdade, constituída de centenas ou talvez de milhares de sons diferentes, você a princípio talvez a ouça como um único som indiferenciado.

A corrente *nada* pode ser ouvida mais nitidamente num ambiente relativamente calmo e livre de sons. Se você praticar antes a meditação dos chakras e do cordão de prata num lugar silencioso, talvez você ouça um som murmurante ou um zumbido, especialmente no ouvido direito. Não se trata do som do sangue bombeado nas artérias; o sangue não produz esse som agudo ao fluir. Esse som também não deve ser confundido com a doença de Ménière, que provoca vertigem e um tinido forte nos ouvidos. O que você ouve é a corrente sonora, um som simples e aparentemente inócuo, que é a via sonora para o infinito.

No final da meditação dos chakras e do cordão de prata, você poderá manter-se sentado e ereto ou deitar-se. Em qualquer posição é importante você se manter tão alerta quanto possível, pois este método exige muita concentração. Assim, não é aconselhável adormecer. Se preferir se deitar, faça-o sobre uma superfície lisa, sem o uso de almofadas. Mantenha as pernas retas e sem cruzar, os braços esticados ao longo do corpo e a palma das mãos voltadas para cima. Os olhos e a boca devem ficar fechados, e a ponta da língua tocando o palato superior. Relaxe tanto quanto possível, eliminando toda tensão muscular. O ideal é praticar num lugar silencioso e escuro. Tarde da noite ou de manhã cedo são momentos excelentes para essa prática, pois há muito pouco barulho no ambiente. Se o barulho no ambiente for um problema inevitável, use tampões de ouvido.

Volte sua atenção para o interior da sua cabeça e ouça atentamente. Concentre-se inicialmente no lado direito da cabeça, próximo ao ouvido interno. Você ouvirá algum tipo de som. Pode ser um tinido suave, um zumbido baixo ou algo parecido com um leve ronco. Concentre-se tão atentamente quanto possível no que quer que você esteja ouvindo, com total atenção. Preste atenção ao som, como se você estivesse tentando ouvir numa sala ao lado alguém que estivesse falando num sussurro. Concentre-se completamente.

À medida que for prestando atenção, o som vai ficar mais forte e se transformará em diversos sons simultâneos. Na verdade, você pode ouvir tantos sons que o som original pode se perder em meio a eles. Isso é um bom sinal. À medida que o som for ficando mais forte, selecione apenas um deles e se concentre nele. Não importa qual deles; apenas escolha um e permaneça atento a ele. Concentre-se nele intensamente, como se estivesse se concentrando no som de um único instrumento, em meio a outros, executando uma sinfonia. Ele vai ficar cada vez mais alto, e você poderá começar a sentir o som percorrer todo o seu corpo. Enquanto você ouve com grande concentração, o som que você está acompanhando pode mudar para algo diferente, algo mais sutil e refinado. Esse também é um bom sinal. Continue assim e mantenha sua atenção tão concentrada quanto possível.

Você poderá ouvir muitos sons diferentes, inclusive sinos tocando, sons de flauta, água caindo, zumbidos, o som do oceano e sons semelhantes ao de grilos e pássaros. À medida que você for mantendo a prática deste método, você ouvirá sons cada vez mais sutis e incomuns. No entanto, é fundamental que você preste muita atenção, ou os sons logo irão desaparecer.

É da seguinte forma que Siva, o senhor dos iogues, descreve a corrente sonora no *Siva Samhita:*[*]

> O primeiro som é como o zumbido de uma abelha embriagada pelo mel. Em seguida, vem o som de uma flauta; depois o de uma harpa; depois disso, com a prática gradual da yoga, a destruidora da escuridão do mundo, ele ouve os sons de sinos tocando; depois, sons como o rugir de um trovão. Quando fixamos toda a nossa atenção nesse som, estando livres do medo, conseguimos a absorção. Oh, adorado!
>
> Quando a mente do iogue está totalmente envolvida por esse som, ele esquece todas as coisas exteriores e é absorvido por esse som.

---

[*] Rai Bahadur Srisa Chandra Vasu, *The Siva Samhita*, Nova Delhi, Oriental Books Reprint Corporation, 1979.

Com essa prática da yoga, ele conquista todas as três qualidades (isto é, o bom, o mau e o indiferente); e, estando livre de todos os estados, é absorvido em *chidakas* (o éter da inteligência).

Quando você medita concentrando-se na corrente sonora, você sintoniza sua atenção no som e, depois, na própria fonte do som. Com a prática, você se verá tão mesclado à corrente sonora que não haverá como determinar onde você termina e onde o som começa. Você passará por diversos estados alterados e se verá num estado de consciência ampliada. Lembre-se de que se trata de liberar energia para que você possa concentrar e sintonizar sua atenção no momento. Os fenômenos que ocorrem nesse processo vêm e vão, por mais variados e fascinantes que sejam.

A experiência da corrente *nada* não se iguala a nenhuma outra. O único modo de compreender o que é ouvir a corrente sonora é a prática. Nada mais adiantará. Os sons que você ouvirá não se igualam a nenhum outro. Encontrar-se totalmente mergulhado nas raras vibrações da corrente sonora é a mais agradável e extraordinária experiência por que você pode passar. A chave para o êxito desse método, como acontece com todos os métodos, é a persistência e o esforço pertinaz por chegar à plena atenção. Você verá que os sons são algo muito fugidio. Eles vêm e vão; desaparecem, mudam, diminuem e aumentam.

Pratique a meditação da corrente sonora durante pelo menos quinze minutos. Uma prática mais demorada é melhor, pois é importante forçar um pouco mais sua capacidade de se concentrar e permanecer alerta. Depois de praticar, relaxe por alguns minutos.

A mente é como uma serpente; esquecendo toda a sua instabilidade ao ouvir a corrente *nada*, ela não foge para lugar algum.[*]

Nad Yoga e o Canal Central

O último passo na meditação kundalini é uma fusão de métodos. Depois de praticar a meditação dos chakras e do cordão de prata, permaneça sentado e comece a meditação da corrente sonora. Depois de alguns minutos de concentração na corrente sonora, dirija ao mesmo tempo sua atenção para o canal central que atravessa a coluna. Não é necessário visualizar o cordão de prata; apenas sinta o canal através de sua coluna enquanto ouve a corrente sonora. Preste atenção à corrente sonora e sinta o canal central. Você verá que é possível fazer ambas as coisas.

Se você investiu tempo para cultivar bons hábitos de meditação e se está concentrando sua atenção o máximo possível, você verificará que essa meditação é extraordinária. A concentração no canal central sintoniza sua atenção no seu sistema de energia, enquanto

---

[*] Panchan Sinh, *The Hatha Yoga Pradipika*, Nova Delhi, Oriental Books Reprint Corporation, 1980.

a corrente sonora conecta você à fonte de toda energia e inteligência. Essa fusão é muito forte. Esse método tem a capacidade de liberar um enorme fluxo de energia, fazendo-a circular através de todo o seu ser. Pratique essa técnica durante pelo menos quinze minutos depois da meditação dos chakras e do cordão de prata; procure aumentar esse período de tempo, se puder. Você verá que, com o decorrer do tempo, você conseguirá facilmente se conectar à fonte de toda a energia. E esse é exatamente o lugar em que você quer estar.

Onde Ir a Partir Desse Ponto?

É magnífico admirar uma montanha de longe, mas é uma coisa totalmente diferente escalá-la até o pico e lá ficar, depois de ter-se esforçado além dos limites em que você se sente bem. Da mesma forma, é interessante ler sobre os Cinco Tibetanos, ou a respeito das várias formas de meditação, e refletir sobre o fluxo de energia do sistema corpo/mente e a dimensão do potencial humano. Mas é algo totalmente diferente praticar os métodos descritos neste livro. Enquanto você não mergulhar totalmente neles, enquanto eles não fizerem parte da sua vida, eles não passarão de um cenário em meio a uma paisagem em constante mutação.

Se você se sentir em sintonia com todos os métodos aqui descritos, então pratique-os. Você não precisa encontrar um guru, um *ashram* ou o que quer que seja para começar. Leia com atenção as instruções, passo a passo, e torne esses métodos parte de sua vida. Ler sobre eles é divertido; praticá-los é instigante e esclarecedor. Os Cinco Tibetanos são métodos extraordinários. Eles oferecem muitos benefícios e exigem relativamente pouco tempo e esforço. Estes exercícios, aliados à meditação kundalini, constituem uma eficiente prática de yoga que pode literalmente mudar a sua vida, se você quiser.

ALÉM DO MÉTODO

Como já afirmei, a finalidade de praticar as diversas técnicas de meditação kundalini não é acumular uma variedade de experiências extraordinárias, mas gerar tanta energia quanto possível, concentrando toda a sua atenção nesse esforço, com o objetivo de viver o momento presente de modo ativo e vigoroso. Se praticar rigorosamente a seqüência de métodos aqui descritos, você produzirá uma quantidade imensa de energia, liberando a energia kundalini e fazendo essa energia circular através de todo seu sistema corpo/mente. Com a prática da meditação, você aguçará sua atenção até o ponto de conseguir mantê-la focalizada no momento, que é o único tempo que realmente existe. O aqui e agora constitui o único tempo em que podemos realmente viver. Ninguém vive ontem ou amanhã; todos vivemos exatamente aqui. Ao focalizar no momento uma imensa quantidade de energia e atenção, podemos nos tornar completa e profundamente conscientes. Esse modo de ser está além de todo método. Não se trata de uma técnica; trata-se simplesmente de existir. Todas as técnicas da yoga — toda a respiração, a concentração, os exercícios, a prática diligente — podem nos levar até o ponto em que não há nada mais a fazer, nada mais a captar, nada mais a buscar, nenhuma meta a atingir; apenas a pura imensidão de existir aqui, agora, o único tempo que existe.

O LIVRO
TIBETANO
DA VIDA, DA MORTE E DO RENASCIMENTO

John Peacock

Tradicionalmente, os budistas tibetanos podem ser ou "eruditos" ou "mágicos". Os eruditos vivem em mosteiros, praticando o celibato, a disciplina e o debate filosófico. Os mágicos são eremitas andarilhos, que praticam um ascetismo extremo ou rituais tântricos. *O Livro Tibetano da Vida, da Morte e do Renascimento* investiga essas duas correntes da crença budista tibetana, assim como a religião Bon, ainda mais antiga, para apresentar um relato atraente de uma das culturas mais espetaculares do mundo.

O Tibete é o lar de uma sabedoria profunda e complexa, caracterizada por uma fusão fascinante do Budismo com a antiga religião Bon. Do Budismo, vem a ênfase na compaixão, no ascetismo e na iluminação, enquanto da tradição Bon vem a preocupação com a cura xamânica, as forças demoníacas e a luta entre o bem e o mal. *O Livro Tibetano da Vida, da Morte e do Renascimento* analisa os temas centrais da crença tibetana com relação a questões vitais: como viver (inclusive, como meditar e rezar), como se preparar para a morte, como transpor o aterrorizante estado de transição conhecido como *bardo*, e como fugir do ciclo sem fim do renascimento. Estão incluídos também os ensinamentos do Tantra e dos *lamas*, assim como alguns textos sagrados: *Uma Canção de Solidão*, de Milarepa, e o venerável *Livro Tibetano dos Mortos*.

Com belas ilustrações que refletem a rica diversidade da iconografia tibetana, esta é uma obra cativante e esclarecedora para todos os que procuram uma compreensão mais precisa do espírito do Tibete.

EDITORA PENSAMENTO